JN043571

管理栄養士が考えた

からだおそうじスープ

牧野直子

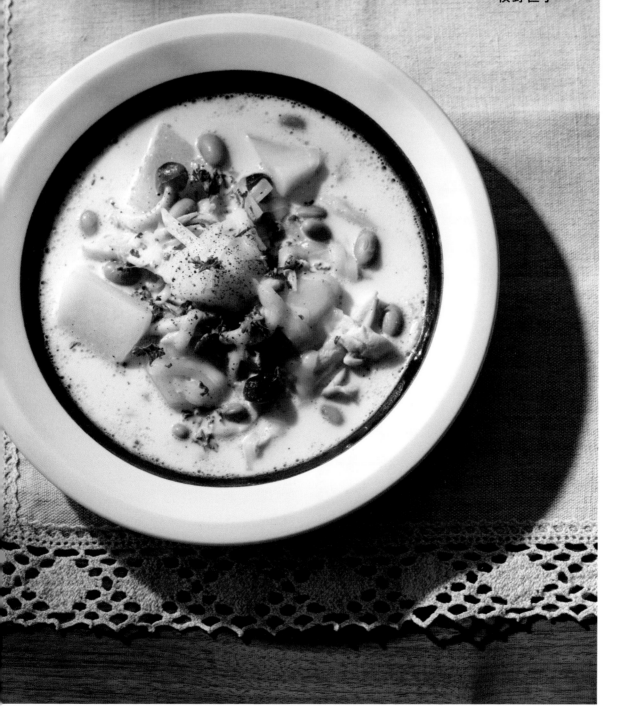

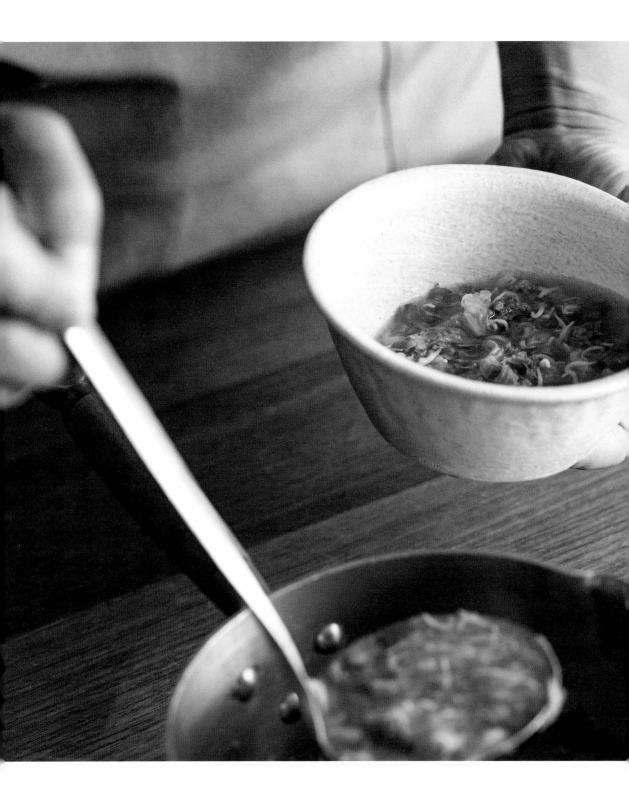

あなたのからだ、
いろいろ
たまっていませんか?

　んだかからだが重い、顔や脚のむくみがひどくなってきた、朝起きた瞬間からもう
な　だるい……。毎日そんな悩みを抱えている人は、もしかしたら「からだのおそうじ」
が必要かもしれません。

私たちのからだを作る栄養素は、毎日の食べ物からとり入れています。でも、同じものばかり食べていたり、外食が多かったりすると、脂質や糖質が多い食事に偏りがちになり、脂肪がつきやすくなったり、だるくなったりする原因になってしまいます。とはいえ、脂質や糖質は、たんぱく質と並ぶ三大栄養素。エネルギーを作り出す栄養素ですから、むやみに減らそうとすれば、今度は栄養不足になってしまうのです。

だからこそ、からだの中に必要な栄養素を補給しながら、からだにたまってしまったさまざまな物質をそうじしてくれる「おそうじ食材」をとり入れることが大切なのです。

忙しい毎日を過ごす中、すべての栄養素をまんべんなくとることは難しいかもしれません。でも、食材を切って煮るだけで完成するスープなら、からだに必要な「おそうじ食材」を手軽にとることができます。この本で紹介しているスープは「脂肪」「むくみ」「だるさ」を解消するサポートをしてくれると同時に、ご飯、パンといった主食（炭水化物）を合わせれば1食として充分なたんぱく質と栄養をとることができるものばかり。

また、レンジだけで作るマグカップスープなどクイックレシピも紹介していますので、まずはあなたのお悩みに合わせたスープから、日々の生活に取り入れてみてください。

むくみおそうじスープ

コラム
レンチンで完成！
時間がないときでも作れる
むくみ対策マグカップスープ

だるさおそうじスープ 74

コラム
疲労回復効果
バッチリ
だるさ対策蒸しどりスープ

<本書のレシピについて>
- 大さじ1は15㎖、小さじ1は5㎖、1カップは200㎖です。
- 電子レンジの加熱時間は600Wのものを基準にしています。500Wなら1.2倍、700Wなら0.9倍の時間で加熱してください。
- 野菜は特に記述がない場合でも、「洗う」「皮をむく」「へたを取る」などの下ごしらえをしてから調理に入ってください。
- 各レシピの材料の中で、下線を引いているのは、「脂肪」「むくみ」「だるさ」それぞれのお悩みに合う「おそうじ食材」です。

おそうじスープ生活
の
コツとメリット

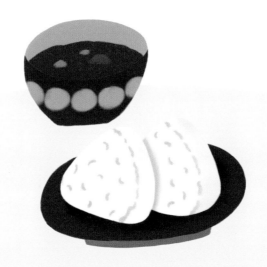

おそうじ食材を積極的に使ったスープを
生活に取り入れると、
どんないいことがあるのでしょう。
まずはおそうじスープ生活を送るメリットと、
毎日続けるためのコツをご紹介します。
お悩みを解決するだけでなく、
「元気を出したいとき」「お疲れのとき」
「栄養が足りていないと感じたとき」など、
さまざまなときにお役立ち。
さらに、3ステップまでで作ることができて、
時間がかからない簡単さもうれしいのがスープなのです。

いまのからだに
不要なものを
スープでおそうじ

からだを健やかに保つには、さまざまな食材をバランスよくとることが必要です。しかし、現代の食生活では、どうしても次のような傾向が強くなっています。

・炭水化物の摂取量が少なく、脂質が多い
・塩分が多い
・食事の全体量が減り、鉄やカルシウムが不足している

脂質は炭水化物とともにエネルギーになる栄養素ですが、過剰にとり過ぎることで、血液中の中性脂肪や悪玉コレステロールを増加させてしまいます。また糖質制限などの流行でご飯やパンなどの主食を控える人が増えましたが、不足するとエネルギーを産出できなくなってしまうのです。

食べ物をおいしくするために、塩分は必要な調味料ですが、多くの人が1日の推奨量（男性：7.5g未満、女性：6.5g未満）よりもオーバーしているという調査結果があります。
また、特に女性に多いのが、ダイエットなどによる慢性的な栄養不足。もともと女性のからだは鉄などが不足しがちですが、そこからさらに摂取量が減ってしまいます。

このような栄養の過不足を補い、助けてくれるのが「おそうじスープ」なのです。

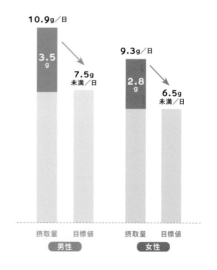

成人の塩分摂取量と目標値

10.9g／日
3.5g
7.5g
未満／日

9.3g／日
2.8g
6.5g
未満／日

摂取量　目標値
男性

摂取量　目標値
女性

出典：令和元年国民健康・栄養調査「食塩摂取量の平均値」（厚生労働省）

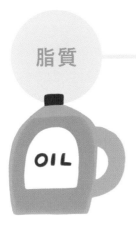

脂質 → 脂肪

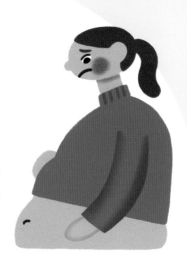

脂質が過剰に摂取されると、エネルギーとして消費できずに血液の中の中性脂肪、コレステロールが増加し、肥満や高脂血症の原因になります。

塩分

むくみ

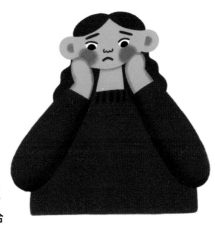

塩分に含まれるナトリウムをとり過ぎることは、むくみの原因に。むくむと血流が悪くなるため、全身の冷えにつながり、さらなる不調を引き起こします。

栄養が不足することで、からだに必要なエネルギーを作り出せなくなるほか、鉄が不足することで貧血が起きやすくなります。

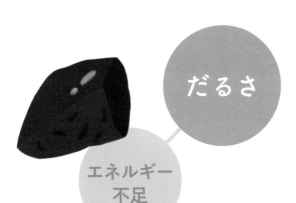

だるさ

エネルギー
不足

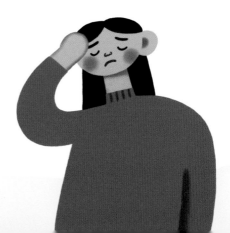

3食きちんと食べる

おそうじスープ生活を始めるにあたって、まず大切なのは「3食きちんと食べること」。時間がないし、おなかが減らないから朝ごはんは食べないという人も多いと思いますが、寝ている間に下がってしまった体温を上げて、それにより基礎代謝を上げてくれる、大切な食事なのです。

そしてもう1つ大切なのが、肉や魚、卵などのたんぱく質を、必ず1つスープに入れることです。からだを健やかに保つために意識したいのは、炭水化物とたんぱく質をバランスよく組み合わせること。からだは炭水化物（糖質）をとり入れると代謝によってそれをエネルギーに変えます。しかし、必要なものを吸収してエネルギーにし、不要なものは炭水化物（食物繊維）が排出してくれる「巡りのいいからだ」にするためには、たんぱく質もしっかりととり入れることが必要なのです。

この本で紹介しているスープは、おそうじ食材とともに、必ずたんぱく質をプラスしています。おそうじスープの一皿があれば、1食のバランスをしっかり取ることができるのです。

塩分や脂質を抑えながらも、食事として満足感のあるレシピを紹介していますので、しっかり食べて、からだを温め基礎代謝を上げていきましょう。

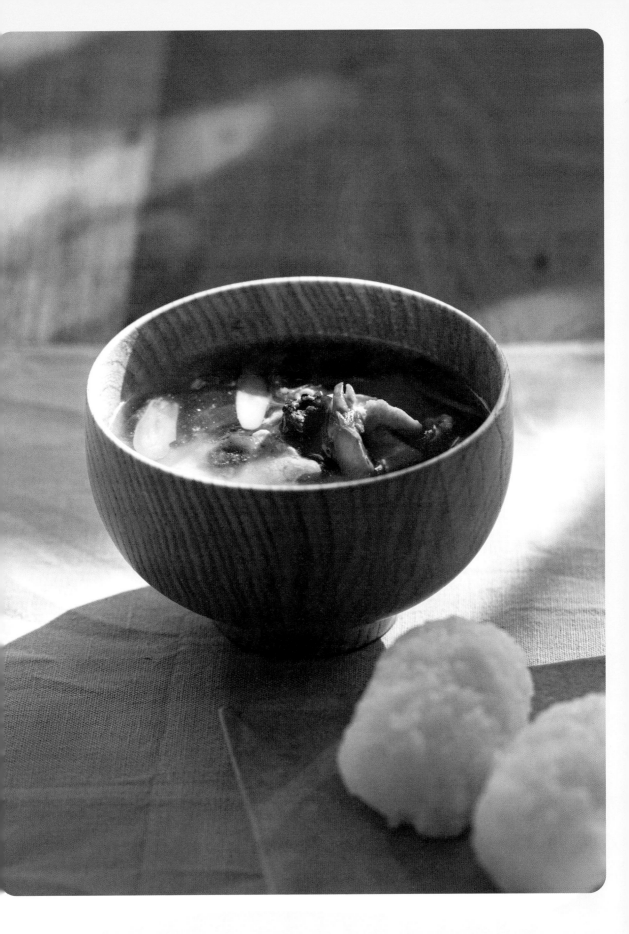

スープと主食があればよし

和食では「一汁三菜」（主食のほかに、汁もの・主菜・副菜2品）が基本といわれます。しかし、おそうじスープは1食に必要な主菜と副菜の役割を1品で担うことができるので、あとはご飯やパン、麺類などの主食があれば、それで充分なのです。

朝は簡単なマグカップスープ、お昼はスープジャーに入れてお弁当として、夜はボリュームスープ、というように、使い分けてみてください。

そして、スープならではのメリットがもう1つ。
ビタミンやミネラルなどの栄養素には、「水溶性」と「脂溶性」があります。
水溶性は、その名のとおり水に溶けやすいもの。
水溶性の栄養素には、代謝を効率的に行なうために働くビタミンB群や、健康・美容に重要なビタミンC、不要な塩分をからだの外に排出するカリウムなどがあります。
しかしこれらの栄養素はゆでる、煮るなどの調理では流出してしまいます。
つまり、スープにして汁ごと飲むことができれば、栄養のロスも少なくてすむのです。

また、緑黄色野菜などに多く含まれる脂溶性のビタミン、抗酸化作用のあるβ-カロテン、ビタミンEなどは、油脂に溶ける性質を持っているため、油脂とともに摂取すると吸収力が上がるのです。油脂は悪者だと思い込まず、時には良質なものを食材に合わせることも大切なのです。

ご飯

糖質制限などで食べるのを控える人も増えましたが、やはりお米は炭水化物摂取にはおすすめの主食です。よくかんで食べることを忘れずに。ビタミンB_1をより多くとれる玄米もおすすめです。

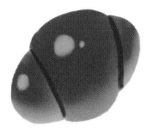

パン

糖質はお米よりも少ないパンですが、脂質が多く、また塩分も含まれるので、塩分を控えたい場合には減塩のパンなどを活用しましょう。全粒粉など、しっかりした食感のものを選ぶのも◎。

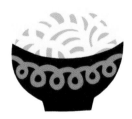

麺類

うどんやそば、そうめんには塩分が含まれているので、スープと合わせる場合には塩けが強くなり過ぎないように注意。パスタにはほとんど塩が含まれていませんが、ゆでる際に塩を入れ過ぎないようにしましょう。

4

体調と気分で選ぼう

おそうじスープは、からだの巡りをよくするためだけでなく、栄養もしっかりとれるのでいつでもおすすめです。特に、こんなときにぜひ作ってみてください。

- ・体調をくずして、食欲がないとき
- ・夜遅く帰ってきて、すぐに何か食べたいとき
- ・1人分の食事を作るのが面倒…というとき
- ・「朝ごはん抜き」「間食が多い」などの食習慣を変えたいとき

栄養バランスも、見た目も、おいしさも全部きちんとしようと思うと、どうしてもたいへんに感じてしまうことがありますよね。そういうときには、「きょうはスープでOK!」と思えると、気持ちが楽になります。

食材に含まれる栄養素の特徴を理解していれば、簡単なスープでも効率的に栄養を摂取し、からだをおそうじしてくれる食事にすることができます。また、慢性的なだるさや集中力の欠如、イライラなどは、朝ごはん抜きなどの食習慣が影響していることもあります。簡単でも三食しっかり食べる生活で栄養バランスを整えることが、病気を未然に防ぐ元気なからだを作ってくれるのです。

P.20からのレシピでは、「脂肪」「むくみ」「だるさ」という悩みに合わせたスープを紹介していますが、それぞれの特徴を簡単にご紹介しましょう。

脂肪おそうじスープ

日常生活で多くとりがちな脂質を、効率よくエネルギーに変えるビタミン B₂ と、食物繊維、発酵食品などがとれるレシピです。

● じゃがいもとさば缶のカレースープ
　→ P.38

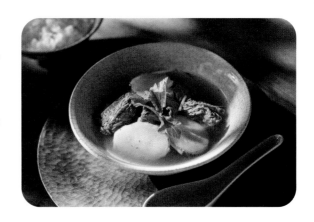

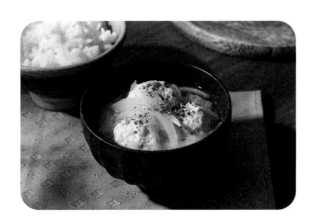

むくみおそうじスープ

むくみの原因となる不要な塩分をからだの外に出してくれるカリウムに加えて、食物繊維も豊富なスープです。

● れんこんだんごと玉ねぎのみそ汁
　→ P.58

だるさおそうじスープ

糖質をエネルギーに変えるビタミン B₁ や、疲労回復効果のあるイミダゾールジペプチド、さらに鉄を多く含むレシピです。

● 鮭と小松菜の豆乳みそスープ
　→ P.91

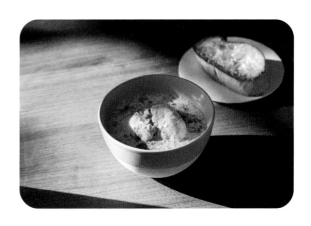

常備しておくと便利な食材

それぞれのお悩みに対しておすすめの食材は、**P.20** からのレシピページで紹介していますが、おそうじスープ生活を続けるために、常備しておくと便利な食材を紹介します。考え方の基本は、以下の３つ。

- 保存しやすいもの
- 栄養価が高いもの
- 味の決め手になるもの

保存しやすいといえば缶詰食材ですが、なかでも特におすすめなのがさば缶です。骨ごと食べられるためカルシウムが豊富で、DHA（ドコサヘキサエン酸）、EPA（エイコサペンタエン酸）といった良質な脂質や、たんぱく質もしっかりととることができます。エネルギー代謝に関わるビタミンB群、抗酸化作用のあるビタミンEも豊富。生のさばよりも栄養価が高く、だし代わりにもなり、味を決めてくれる便利な食材なのです。同様にツナ缶やいわし缶もDHA、EPAが豊富で、良質なたんぱく源になるのでおすすめですよ。

そしてもう１つ、缶詰で常備しておきたいのが、水もどし不要ですぐに使える大豆の水煮やミックスビーンズなどの豆です。特に大豆は、さば缶に負けない栄養素たっぷり食材。肉類にも匹敵するたんぱく質量で、カルシウムや食物繊維含有量も食材の中でトップクラス。女性ホルモンに似た働きをするイソフラボンも豊富なので、生理不順など、女性特有の悩みの軽減にも効果が期待できます。ミックスビーンズも食物繊維やミネラルが多く含まれる、頼りになるおそうじ食材です。

また、あさり、しじみといった貝類もおすすめ。「造血のビタミン」と呼ばれるビタミンB₁₂が豊富なため、貧血対策にも◎。あさりには鉄が、しじみには疲労回復に働くタウリンや肝臓の働きを助けるオルニチンが多く含まれています。うまみが強いので、だし代わりにもなります。砂抜きしたものを冷凍しておけば、凍ったまま調理できるので時短にもなります。

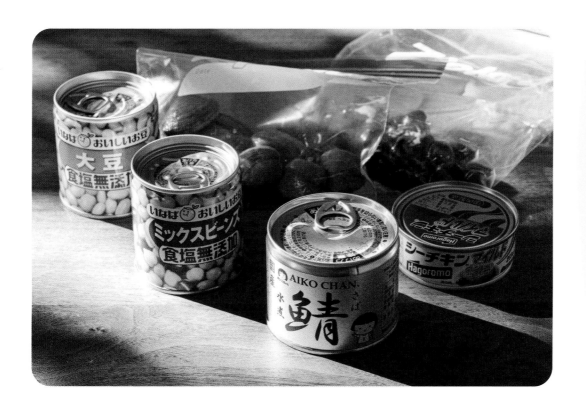

おすすめのサポート食材 & 調味料

この本で紹介しているレシピの塩分量は、普通のレシピよりやや控えめ。それでもきちんとおいしくするためには、塩味以外の風味や香りを加えることをおすすめしています。

1 / 香味野菜

にんにくやしょうが、ねぎ類などの香味野菜はシンプルな調理であればあるほど、その風味がアクセントになります。またにんにく、ねぎ類に含まれるアリシンは、エネルギーを作るビタミン B_1 をサポートしてくれるので、「だるさおそうじ」には特に必須の食材です。

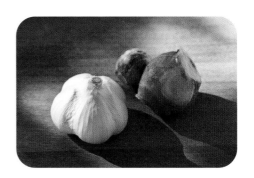

2 / 酸味

塩分が控えめの料理でも、酢の酸味を加えるともの足りなさがやわらぎ、おいしく感じられるようになります。また酢はカルシウムの吸収を促すので、小魚などカルシウム豊富な食材をスープにするときは、ぜひ加えましょう。酢のほか、レモンの酸味も味わいを爽やかにしてくれます。

3 / うまみ

うまみを加えると、塩分が少なくても充分に満足感を得られます。そこで積極的に使いたいのがトマト缶。トマトには強いうまみがあり、充分だし代わりになります。さらに、トマトの赤い色のもととなる成分・リコピンには高い抗酸化作用がありますが、トマト缶のほうが生のトマトよりもこのリコピンが多く含まれているのです。また魚のうまみを凝縮したアンチョビーや、ビタミン B 群を含む粉チーズのうまみも活躍します。

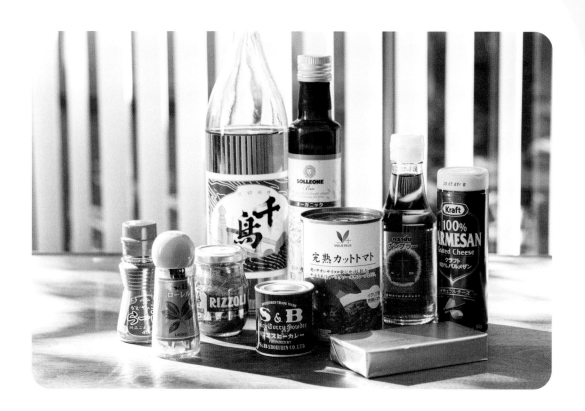

4 / 油脂

良質な油脂を入れてコクや風味を加えると、よりおいしさを感じることができます。オリーブ油、バターなどを仕上げに少々使ったり、ラー油で辛みを足したりするだけで、満足感がぐっと上がります。

5 / スパイス・ハーブ

塩分が少なくても味わいを豊かにしてくれるのが、スパイスやハーブ。カレー粉は辛みと風味を加えるだけでなく、体温を上げて代謝アップを助ける効果も。ローリエなどは味を複雑にするので、味つけがマンネリになるのを防いでくれます。

脂肪おそうじ
スープ

脂肪が気になるなら、
「ビタミンB₂、発酵食品、食物繊維」の
3つを意識しましょう。
ビタミンB₂は脂質を効率的に
エネルギーに変えてくれる栄養素で、
ダイエットや油っこい食事が続いたときには
しっかりとりましょう。
また、脂肪をため込まない体にするためには、
腸内環境を整える発酵食品や食物繊維も、
大事なおそうじ食材です。

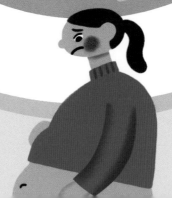

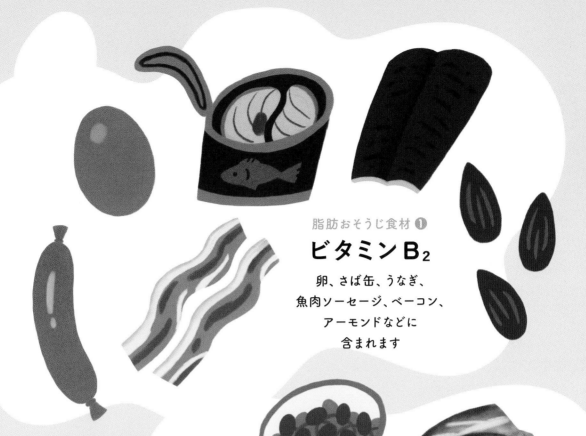

脂肪おそうじ食材 ❶

ビタミンB₂

卵、さば缶、うなぎ、
魚肉ソーセージ、ベーコン、
アーモンドなどに
含まれます

脂肪おそうじ食材 ❷

発酵食品

納豆、キムチは
ビタミンB₂も含みます

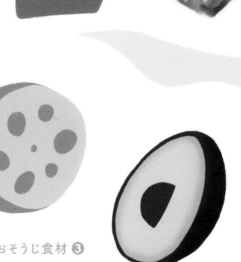

脂肪おそうじ食材 ❸

食物繊維

れんこん、アボカド、いも類、モロヘイヤなどに含まれます

おろしれんこんとアボカドのみそスープ

れんこんとアボカドの食物繊維が腸内環境を整えます。
すりおろしたれんこんのとろみが胃にやさしく、食べ過ぎた翌日にもおすすめ

1人分 241kcal／塩分 1.6g

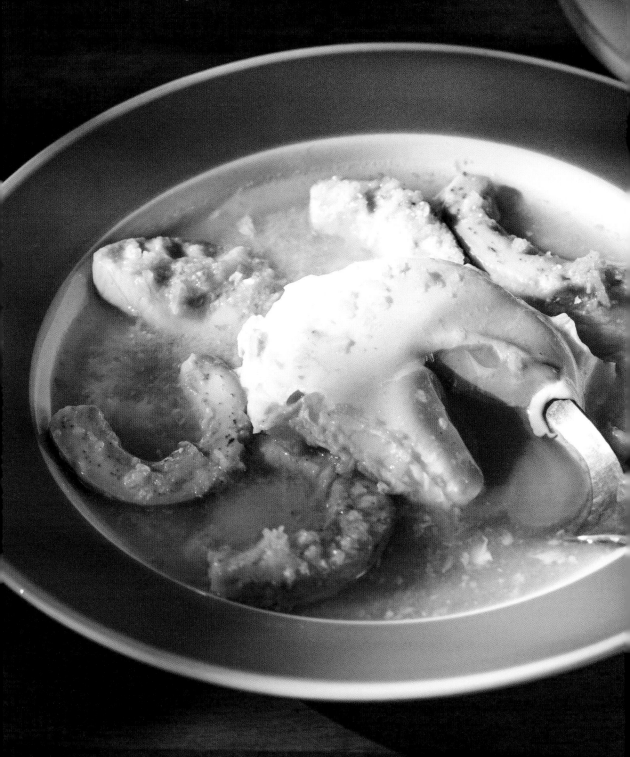

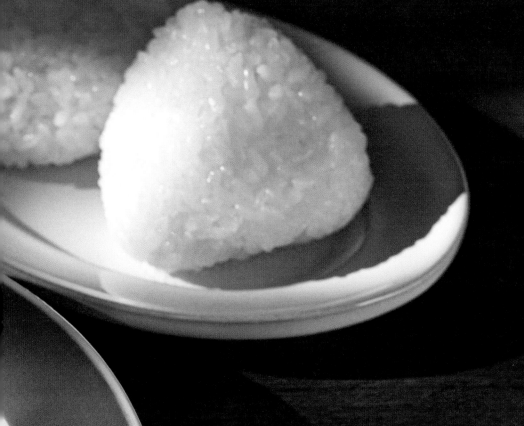

材料・2人分

れんこん…小1節（約100g）

アボカド…1個

卵…2個

だし汁…2カップ

みそ…大さじ1

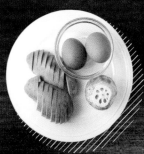

作り方

1. れんこんは皮つきのまますりおろす。アボカドは縦
半分に切り、横1cm幅に切る。

2. 鍋にだし汁、1を入れて中火にかける。

3. ひと煮立ちしたら弱火にして卵を落とし入れ、3分
煮て、みそを溶く。

おそうじポイント　れんこんとアボカドは、ともに食物繊維
豊富な食材。れんこんにはビタミンC、アボカドにはビタミ
ンEと抗酸化作用の高いビタミンも含まれるので、美容効果
も期待できます。卵でたんぱく質とともにビタミン B_2 をプラス。

さば缶とにらの酸辣湯
サンラータン

栄養豊富で簡単な定番スープ

1人分 215kcal／塩分 1.0g

材料・2人分

にら…2本

さば水煮缶…1缶（約180g）

白すりごま…大さじ1

水…2カップ

とりガラスープの素
　…小さじ1/4

酢…大さじ1と1/3

ラー油…小さじ1

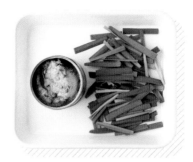

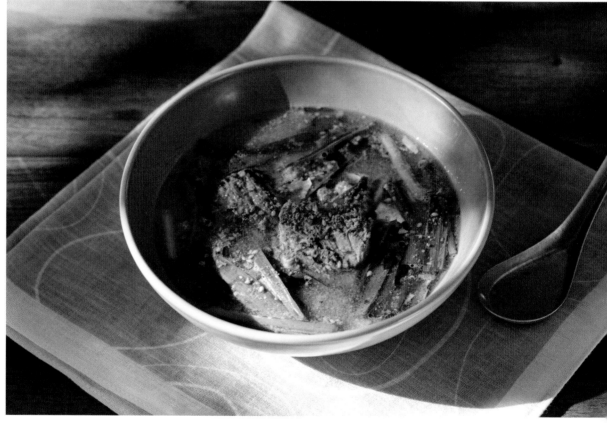

作り方

1. にらは4cm長さに切る。

2. 鍋にさば缶を缶汁ごと入れて少しほぐし、水、とりガラスープの素を加えて中火にかけてひと
煮立ちさせる。

3. にら、酢、ラー油を加えて温まったら器に盛り、すりごまをふる。

おそうじポイント　ビタミンB₂のほかにも中性脂肪を減らす効果が期待できるさば缶は、積極的に使いた
い食材。食物繊維とともにβ−カロテン豊富なにらを加えれば、栄養満点のスープが完成。

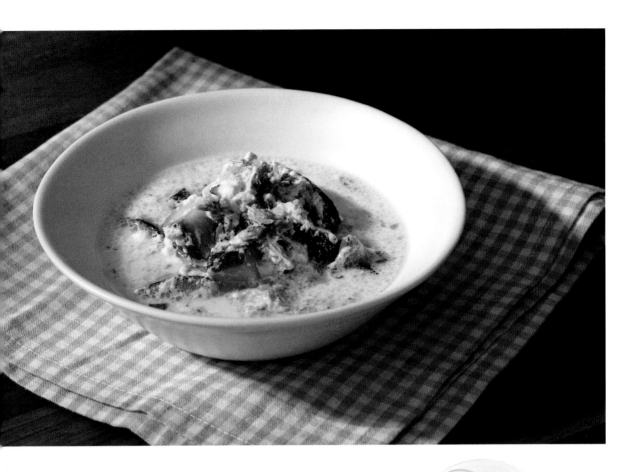

さつまいもとアーモンドの
ホットヨーグルトスープ

腸を温めて代謝＆免疫力アップ！

1人分 367kcal／塩分 1.3g

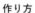

材料・2人分

さつまいも…小1本（約100g）

アーモンド（無塩）…20g

ツナ缶（オイル漬け）…小1缶（約70g）

プレーンヨーグルト…50g

オリーブ油…小さじ1

牛乳…2カップ

塩…小さじ1/4

こしょう…少々

作り方

1. さつまいもは皮つきのまま1.5cm厚さのいちょう切りに、アーモンドは粗く刻む。ツナは缶汁をきっておく。

2. 鍋にオリーブ油を中火で熱し、さつまいもを火が通るまでしっかりと炒める。牛乳、ツナ、アーモンドを加える。

3. 沸騰直前でヨーグルトを加え、温まったら塩、こしょうを加える。

おそうじポイント　ヨーグルトの乳酸菌は高温で死滅するため、沸騰させずに温める程度にしておくのがポイント。アーモンドとツナ缶のビタミンB_2が、脂質の代謝を助けるとともに、皮膚や粘膜を守ります。

うなぎとモロヘイヤの黒酢スープ

ふっくらしたうなぎにモロヘイヤのとろみがからむスタミナスープ。
黒酢を加えれば疲労回復効果もバッチリ！

1人分 129kcal／塩分 1.2g

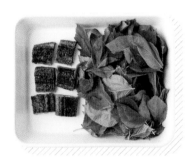

材料・2人分

うなぎのかば焼き
　…1/2尾分（約80g）

モロヘイヤ
　…1/2束（葉のみ約25g）

だし汁…2カップ

しょうゆ…小さじ1

黒酢…大さじ1

作り方

1. うなぎは3cm四方に切る。
　 モロヘイヤの葉はざく切り
　 にする。

2. 鍋にだし汁を沸かし、1を
　 入れる。

3. ひと煮立ちしたらしょう
　 ゆ、黒酢を加える。

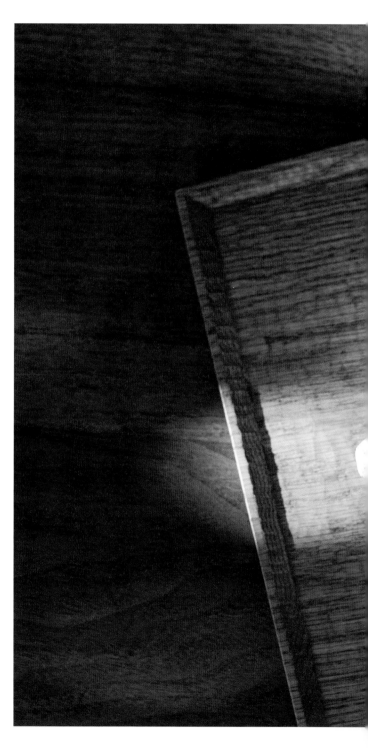

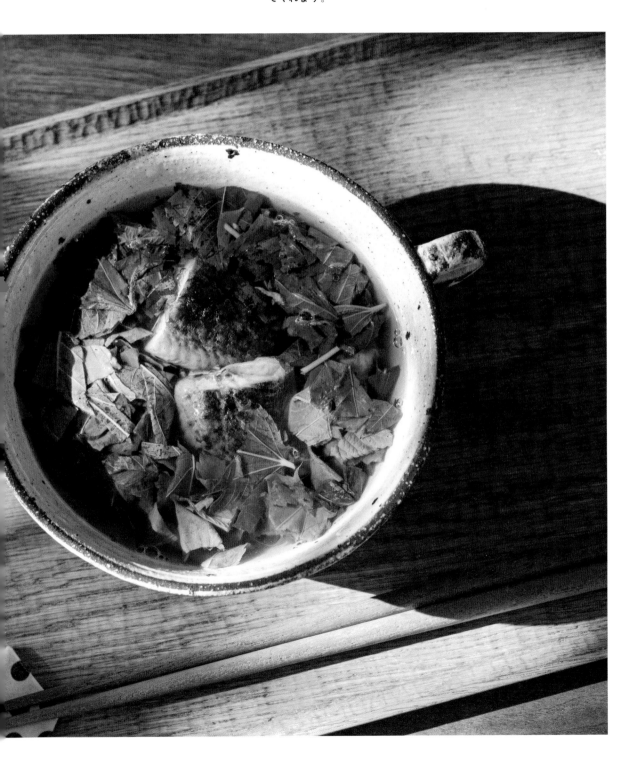

菜の花と厚揚げのチーズみそ汁

ほろ苦い菜の花とチーズのうまみがよく合います

1人分 183kcal／塩分 1.4g

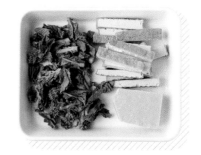

材料・2人分

菜の花…1/4束（約50g）

厚揚げ…1枚（約190g）

パルミジャーノ・レッジャーノ
　　（かたまり）…適量

みそ…大さじ1

だし汁…2カップ

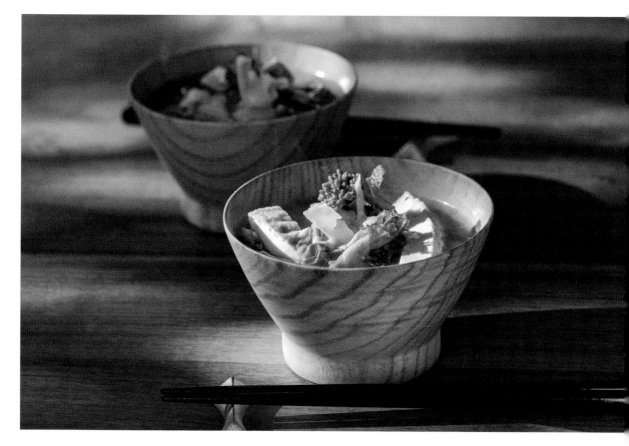

作り方

1. 菜の花は長さを3等分に切る。厚揚げは熱湯をかけて油抜きをして1cm四方の棒状に切る。

2. 鍋にだし汁を沸かし、菜の花、厚揚げを入れて中火で2分煮る。

3. みそを溶き、器に盛ってパルミジャーノ・レッジャーノを皮むき器で薄く削ってのせる。

おそうじポイント　食物繊維食材の菜の花は、ビタミンCやカリウム、鉄も含みます。ビタミンB₂含有量の多いパルミジャーノ・レッジャーノ、良質な植物性たんぱく質源の厚揚げ、発酵食品のみそで、おそうじ効果の高い一杯。

オクラと納豆のねばスープ 温玉添え

Wのねばねば食材で体をシャッキリ！

1人分 119kcal／塩分 1.9g

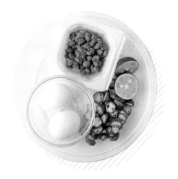

材料・2人分

オクラ…4本	だし汁…2カップ
納豆…1パック	塩…小さじ1/2
温泉卵…2個	すだち（かんきつ類なら何でもOK）…1個

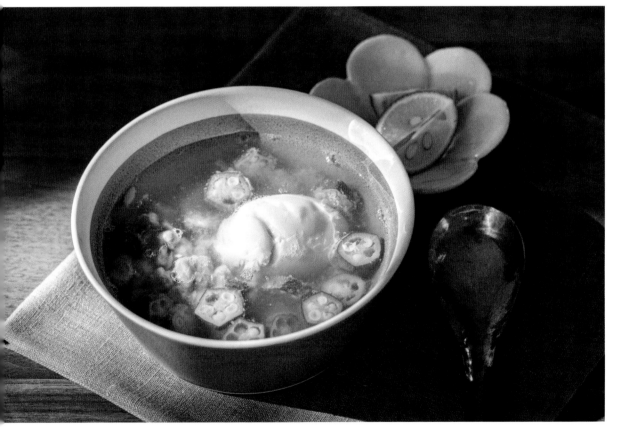

作り方

1. オクラは小口切りにする。

2. 鍋にだし汁を沸かし、オクラを入れて中火で1分煮る。

3. 納豆、塩を加えて混ぜる。器に盛り、温泉卵をのせ、すだちを搾ってかける。

おそうじポイント　豆類はもともとビタミンB₂を含む食材ですが、納豆は発酵させることでさらに増加します。ビタミンB₂食材の卵、食物繊維食材のオクラで、腸内環境を整える効果も高い脂肪おそうじスープに。

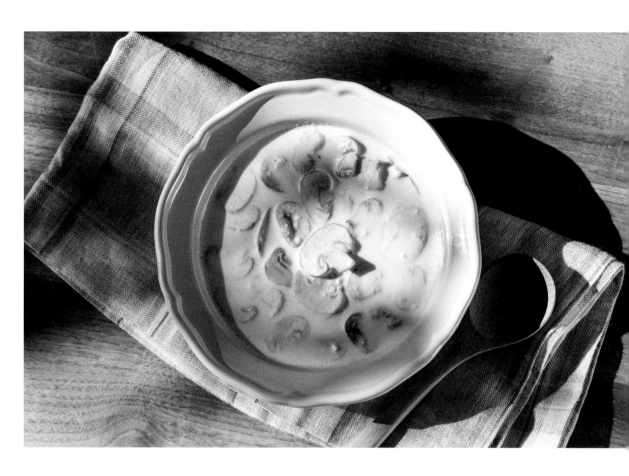

マッシュルームと豆腐のみそポタージュ

豆腐と牛乳を合わせてやさしい味わいに

1人分 193kcal／塩分 1.3g

材料・2人分

マッシュルーム…1パック（約60g）

もめん豆腐…大1/2丁（約200g）

牛乳…1カップ

バター…10g

みそ…大さじ1

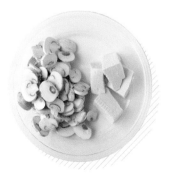

作り方

1. マッシュルームは縦薄切りにする。もめん豆腐は
   ペーパータオルで押さえて軽く水きりをしてから一
   口大に割る。

2. 豆腐、牛乳はミキサーに入れ、なめらかになるまで
   かくはんする。

3. 鍋にバターを中火で溶かし、マッシュルームをしん
   なりするまで炒める。2を入れて温め、みそを溶き
   入れる。

おそうじポイント　マッシュルームはビタミンB2とともに、
代謝やアルコールの分解を助けるナイアシンを含みます。牛
乳に発酵食品のみそを加えることで、生クリームを使わなく
てもコクのあるポタージュに。

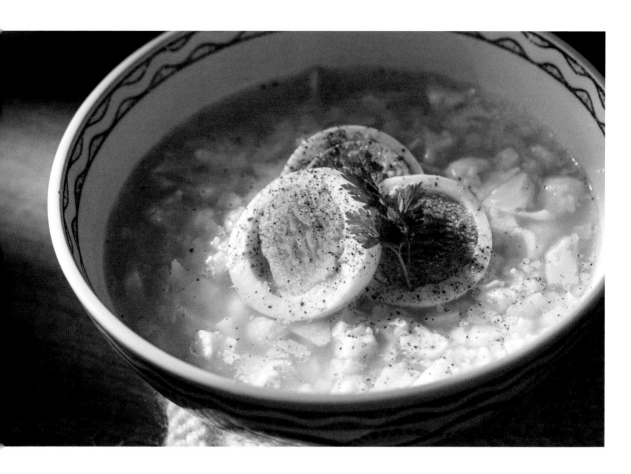

カリフラワーとヨーグルトのスープ ゆで卵のせ

みじん切りにしたカリフラワーの食感が楽しい

1人分 106kcal／塩分 0.5g

材料・2人分

カリフラワー…1/2個（約200g）

にんにく…1片

ゆで卵…1個

プレーンヨーグルト…100g

オリーブ油…小さじ1

水…1と1/2カップ

洋風スープの素（顆粒）
　…小さじ1/2

粗びき黒こしょう
　…適量

作り方

1. カリフラワー、にんにくはみじん切りにする。ゆで卵は5mm厚さの輪切りにする。

2. 鍋にオリーブ油を弱火で熱し、にんにくをきつね色になるまで炒める。水、カリフラワーを加え、カリフラワーがやわらかくなるまでふたをして5分煮る。

3. 洋風スープの素、ヨーグルト、黒こしょう少々を加えて温め、器に盛る。ゆで卵をのせて黒こしょう少々をふり、好みでチャービルをのせる。

おそうじポイント　ビタミンB₂とともに食物繊維やビタミンCが豊富で、たんぱく質を含むカリフラワーは、スープの具におすすめ。ホットヨーグルトで腸内環境も整えられます。ビタミンB₂食材の卵を添えておそうじ効果もバッチリ。

ミックスビーンズとブロッコリーのみそスープ

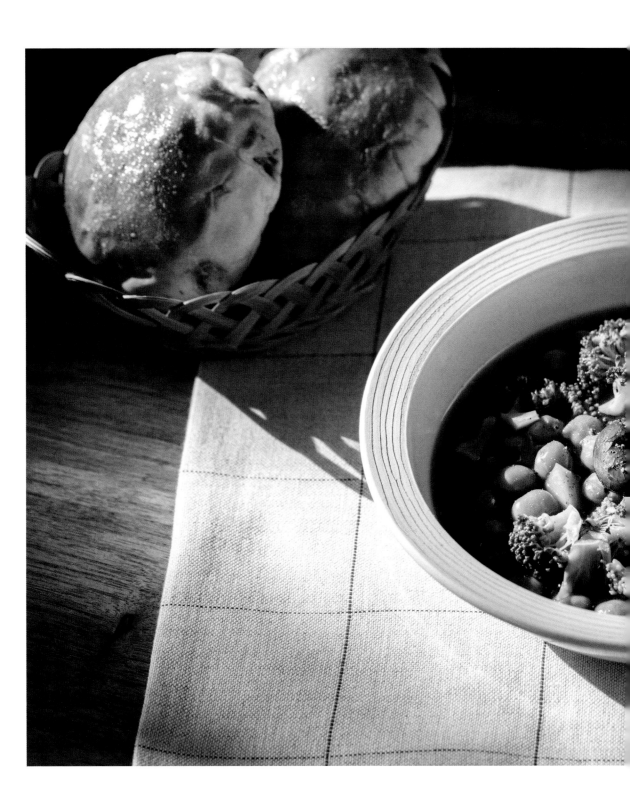

しっかりと食べごたえのあるミックスビーンズに、
ビタミン豊富なブロッコリーを合わせて。豆のうまみでだしがなくても充分おいしい
1人分 111kcal／塩分 1.8g

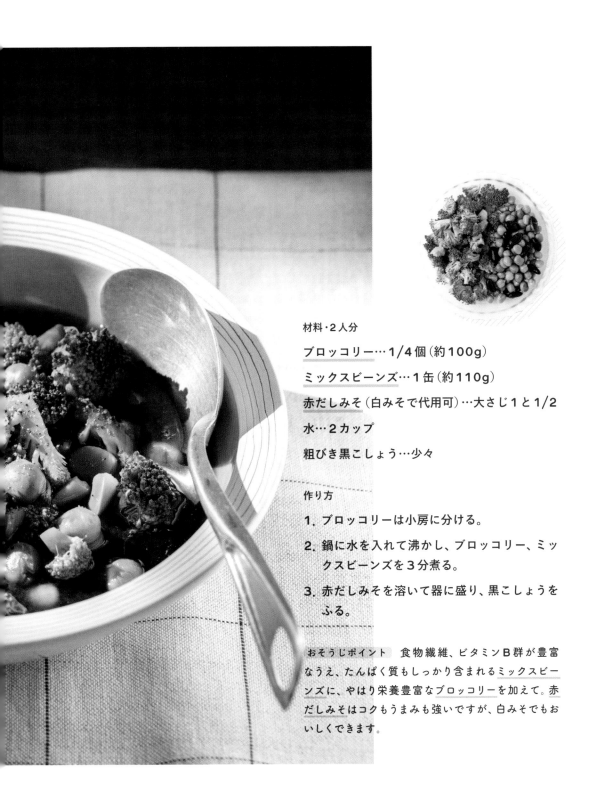

材料・2人分

ブロッコリー…1/4個（約100g）

ミックスビーンズ…1缶（約110g）

赤だしみそ（白みそで代用可）…大さじ1と1/2

水…2カップ

粗びき黒こしょう…少々

作り方

1. ブロッコリーは小房に分ける。

2. 鍋に水を入れて沸かし、ブロッコリー、ミックスビーンズを3分煮る。

3. 赤だしみそを溶いて器に盛り、黒こしょうをふる。

おそうじポイント　食物繊維、ビタミンB群が豊富なうえ、たんぱく質もしっかり含まれるミックスビーンズに、やはり栄養豊富なブロッコリーを加えて。赤だしみそはコクもうまみも強いですが、白みそでもおいしくできます。

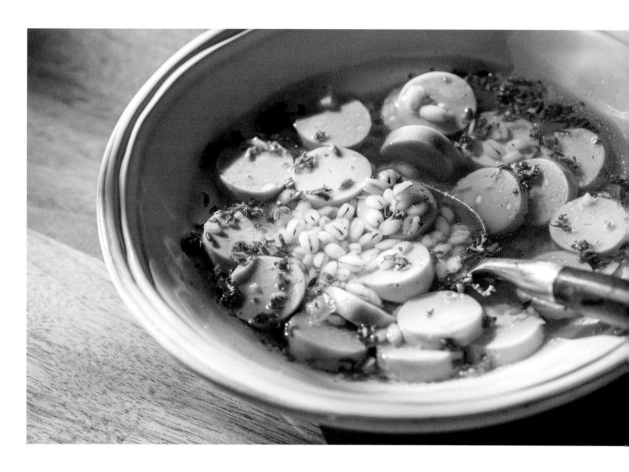

もち麦と魚肉ソーセージのクミンスープ

もち麦の食感がアクセントになる満足スープ

1人分 151kcal／塩分 2.5g

材料・2人分

もち麦…30g

魚肉ソーセージ…2本（約100g）

にんにく…1片

パセリのみじん切り…適量

オリーブ油…小さじ1

クミンシード…小さじ1/2

水…1と1/2カップ

塩…小さじ1/2

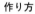

作り方

1. もち麦は熱湯（分量外）で20分ゆでてやわらかくしてざるに上げておく。魚肉ソーセージは5mm厚さの輪切りにする。にんにくはみじん切りにする。

2. 鍋にオリーブ油を弱火で熱し、にんにく、クミンを炒め、にんにくがきつね色になったら魚肉ソーセージを加えてさっと炒める。

3. 水、もち麦、塩を加えて中火にし、ひと煮立ちさせる。器に盛り、パセリを散らす。

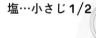 **おそうじポイント** たんぱく質、ビタミンB₂が豊富な魚肉ソーセージは、優秀な脂肪おそうじ食材。白米の約20倍という食物繊維量のもち麦との組み合わせで、高いおそうじ効果が期待できます。

かぶとトマトのナンプラースープ

トマトのうまみとナンプラーでアジア風に

1人分 51kcal／塩分 0.9g

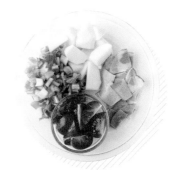

材料・2人分

かぶ…小2個（約60g）　　水…2カップ

フルーツトマト…2個　　ナンプラー…小さじ1

ハム…2枚

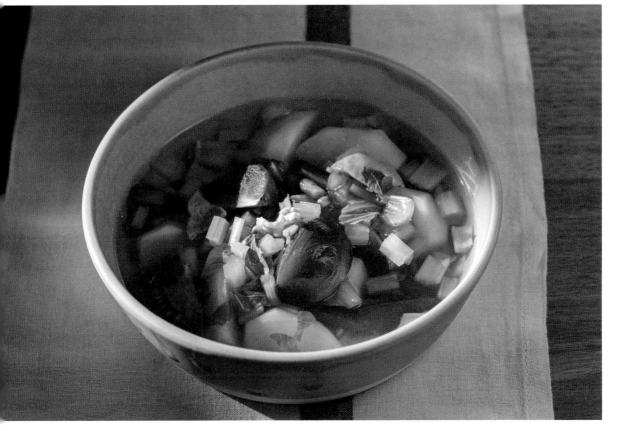

作り方

1. かぶは葉は小口切りにして、白い部分は2cm幅のくし形切りにする。トマトも2cm幅のくし形切りにする。ハムは3cm四方に切る。

2. 鍋にかぶの白い部分、ハム、水を入れて強火にかける。沸騰したら弱火にし、ふたをして10分煮る。トマト、ナンプラー、かぶの葉を加えてひと煮立ちさせる。

おそうじポイント　食物繊維量が多く、消化にもよいかぶ。かぶの葉には、ビタミンCや鉄が豊富でビタミンB₂も含まれています。抗酸化作用が強いリコピン豊富なトマトが味の決め手に。

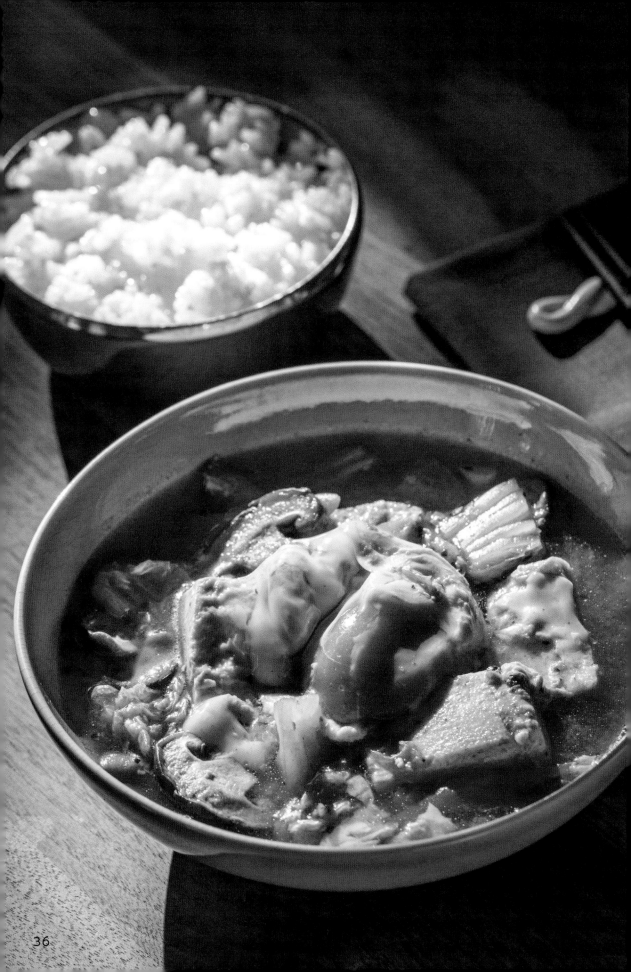

しいたけたっぷりスンドゥブ

キムチとしいたけのうまみが食欲を刺激する主菜スープ。
とろ〜り半熟卵で辛みをまろやかにして、満足感もアップ
1人分 182kcal／塩分 2.6g

材料・2人分

白菜キムチ…150g

絹ごし豆腐…大1/2丁（約200g）

しいたけ…3枚

卵…2個

長ねぎ（青い部分）…1本分

ごま油…小さじ1

水…2カップ

とりガラスープの素…小さじ1/4

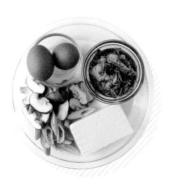

作り方

1. キムチは大きければ一口大に切る。豆腐は一口大に手で割る。長ねぎは
   1cm幅の斜め切りにし、しいたけは軸を除いて5mm幅に切る。

2. 鍋にごま油を中火で熱し、キムチ、長ねぎ、しいたけを炒めて、長ねぎが
   しんなりしてきたら水、とりガラスープの素、豆腐を加える。

3. ひと煮立ちしたら、卵を落とし入れて半熟状になるまで煮る。

おそうじポイント　ビタミンB_2を含む豆腐、食物繊維が豊
富なしいたけに、発酵によってビタミンB_2が増加したキムチ
を合わせた満足感のあるおかずスープ。しいたけに含まれる
グルタミン酸はうまみが強いので、減塩にも。半熟卵でビタ
ミンB_2をさらにプラス。

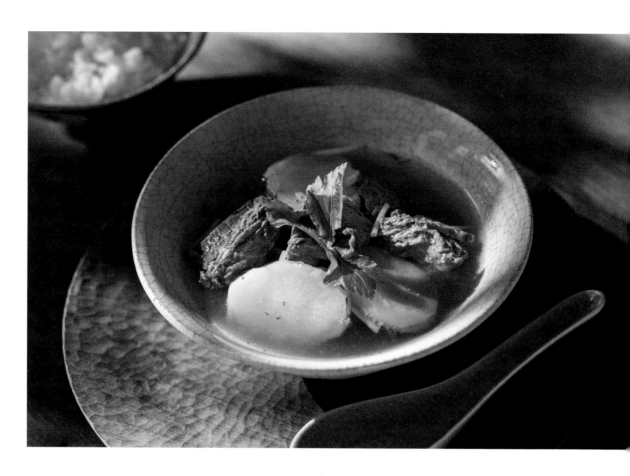

じゃがいもとさば缶のカレースープ

甘めのみそ味とカレー粉のスパイシーさが好相性

1人分 227kcal／塩分 1.0g

材料・2人分

じゃがいも…小2個（約90g）

さばみそ煮缶…1缶（約150g）

三つ葉…適量

水…2カップ

カレー粉…小さじ1

作り方

1. じゃがいもは8mm厚さの輪切りにする。

2. 鍋に水、じゃがいも、さばを缶汁ごと、カレー粉を
   入れて強火にかける。

3. 沸騰したら弱火にしてふたをし、じゃがいもがやわ
   らかくなるまで5分煮る。器に盛り、三つ葉をざく
   切りにしてのせる。

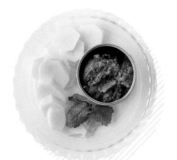

おそうじポイント　糖質が多く太りやすいイメージのじゃが
いもですが、食物繊維、ビタミンCともに含まれ、代謝を助
けてくれます。さば缶のビタミンB₂とカレー粉で代謝効果も
UPします。

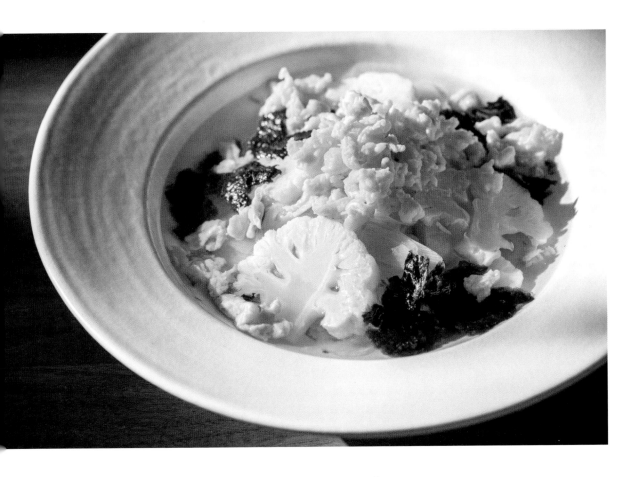

カリフラワーといり卵のスープ

いり卵をふわりとのせて色味も鮮やか

1人分 114kcal／塩分 1.9g

材料·2人分

カリフラワー…1/4個（約100g）

卵…2個

焼きのり…1/2枚

長ねぎ…1/2本（約60g）

オリーブ油…小さじ1

だし汁…2カップ

塩…小さじ1/2

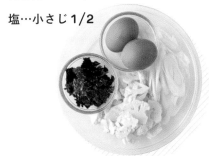

作り方

1. カリフラワーは小房に分けて縦7mm幅に切る。長ねぎは斜め薄切りにする。卵は溶きほぐし、オリーブ油を中火で熱したフライパンで、いり卵にしておく。のりは細かくちぎる。

2. 鍋にだし汁、カリフラワー、長ねぎを入れて中火にかける。沸騰したら弱火にし、ふたをして4分煮る。

3. のり、塩を加えて器に盛り、いり卵をのせる。

おそうじポイント　卵に加えて、のりにもビタミンB2がたっぷり。さっぱりといただけるスープですが、カリフラワーの食物繊維も加わり、脂肪おそうじ効果もしっかりとあります。

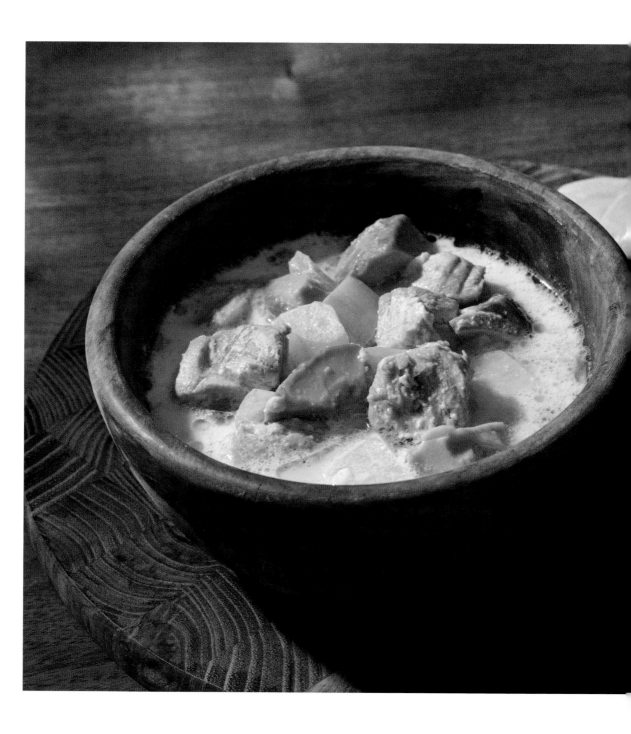

アボカドと鮭の甘酒スープ

甘酒のうまみとコクで、ほっこりやさしい味わいのスープに。
アボカドと鮭は、アンチエイジング効果も高い組み合わせです

1人分 345kcal／塩分 0.7g

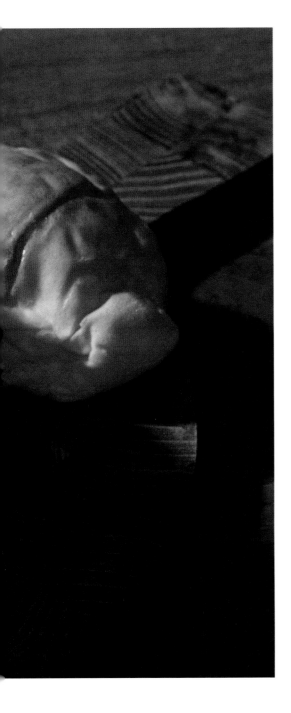

材料・2人分

アボカド…1/2個

生鮭…2切れ
　（約160g）

麹甘酒…小さじ2

玉ねぎ…1/4個

オリーブ油…小さじ1

牛乳…2カップ

洋風スープの素（顆粒）…小さじ1/2

作り方

1. アボカド、玉ねぎ、骨を取り除いた鮭を2cm
   角に切る。

2. 鍋にオリーブ油を中火で熱し、玉ねぎをしん
   なりするまで炒める。

3. 牛乳、甘酒、洋風スープの素を加えて煮る。
   沸騰直前で鮭、アボカドを入れて鮭に火が通
   るまで3分煮る。

おそうじポイント　発酵食品である甘酒は腸内環境
を整えるとともに、コクとうまみを加えてくれるスープ
におすすめの食材です。ビタミンB₂食材の鮭と、
食物繊維たっぷりのアボカドは、抗酸化作用のある
ビタミンEなども含み、美容効果もバツグンです。

根菜といわしのごまみそスープ

根菜ごろごろ、具だくさんのおかずスープ

1人分 257kcal／塩分 2.4g

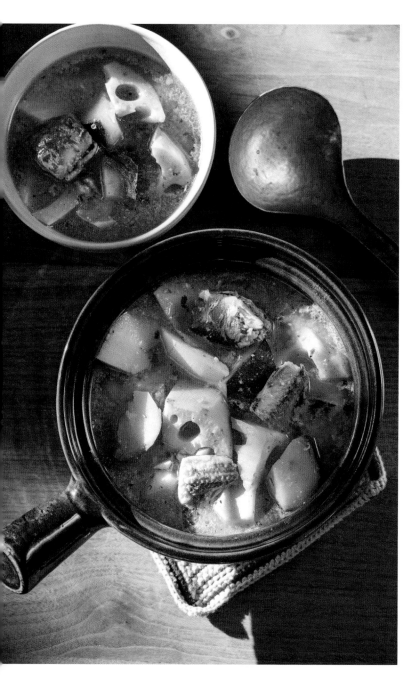

材料・2人分

さつまいも…小1本（約100g）

れんこん…小1節（約100g）

いわし水煮缶…1缶（約100g）

水…2カップ

白すりごま…小さじ2

みそ…大さじ1と1/2

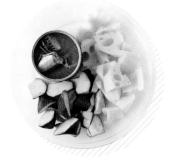

作り方

1. さつまいもは皮つきのまま、れんこんとともに一口大の乱切りにする。いわしは半分に切る（缶汁はとっておく）。

2. 鍋に水、いわしと缶汁、さつまいも、れんこんを入れて強火にかける。沸騰したら弱火にし、ふたをして10分煮る。野菜がやわらかくなったら、すりごまを加え、みそを溶く。

おそうじポイント　大ぶりに切ったれんこんとさつまいものみそスープは、食物繊維とビタミンCが豊富。いわし缶は汁ごと使って、ビタミンB₂を余さずとるようにしましょう。

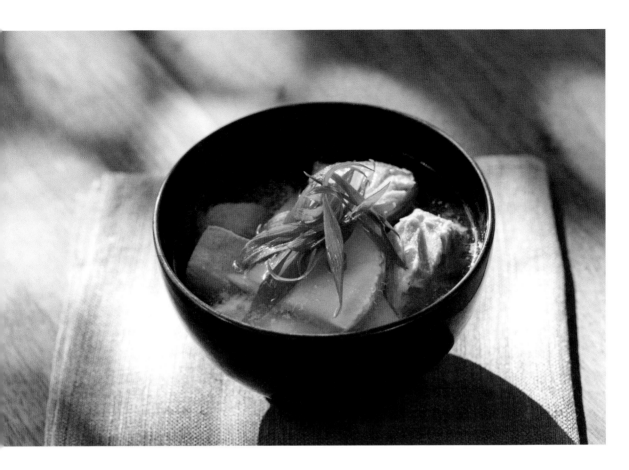

鮭とたけのこの塩麹スープ

塩麹のやさしい甘みにほっとする
1人分 114kcal／塩分 1.1g

材料・2人分

生鮭…2切れ（約150g）

ゆでたけのこ…1/2個（約60g）

万能ねぎ…1本

だし汁…2カップ

塩麹…小さじ2

作り方

1. 鮭は皮と骨を取り除いて3cm幅に切り、たけのこは食べやすい大きさに切る。万能ねぎは斜め薄切りにして水にさらす。

2. 鍋にだし汁、鮭、たけのこを入れて強火にかける。沸騰したら弱火にし、ふたをして4分煮る。鮭に火が通ったら塩麹を加えて混ぜる。器に盛り、万能ねぎを水けをきってのせる。

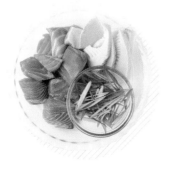

おそうじポイント　食物繊維とともにミネラルも豊富なたけのこに、効率的に栄養素をエネルギーに変えるビタミンB₂豊富な鮭をプラス。塩麹はビタミンB群が豊富なおすすめの発酵調味料です。

もずく酢と刻みモロヘイヤのスープ

食欲がないときの栄養補給にぴったり

1人分 115kcal／塩分 1.4g

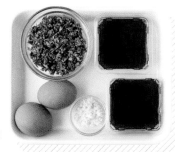

材料・2人分

モロヘイヤ…1/2束
　（葉のみ約25g）

もずく酢…2パック（約120g）

ゆで卵…2個

にんにく…1片

オリーブ油…小さじ1

水…2カップ

とりガラスープの素…小さじ1/2

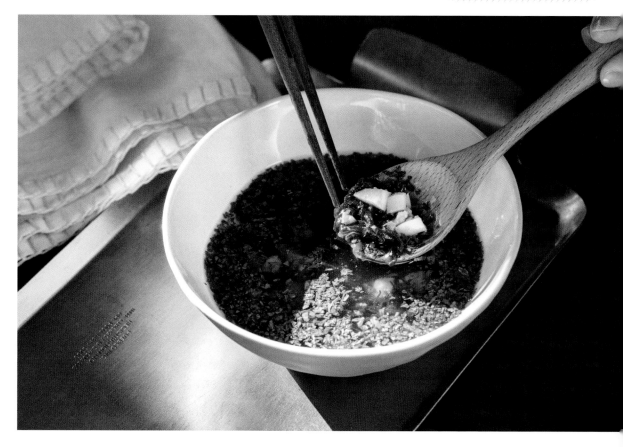

作り方

1. モロヘイヤ、にんにくはみじん切りにする。ゆで卵は粗みじん切りにし、器に盛る。

2. 鍋にオリーブ油を中火で熱し、にんにくを炒める。きつね色になったら、水、とりガラスープの素を入れる。沸騰したらモロヘイヤ、もずく酢を加え、ひと煮立ちしたらゆで卵が入った器に注ぐ。

おそうじポイント　食物繊維たっぷりのもずく酢は、抗酸化作用による美容効果や免疫力アップも期待できる頼れる食材。食物繊維とともにビタミン、ミネラルが豊富なモロヘイヤと合わせれば、栄養満点。卵のビタミンB2を加えて代謝をさらにアップさせましょう。

FROZEN MUSHROOM SOUP

冷凍きのこで作る
食べ過ぎリカバリースープ

冷凍きのこミックス

食物繊維食材のきのこは、複数の種類を使うと、よりうまみが増します。
風味豊かなにんにくしょうゆ味をつけておけば、
和・洋・中、さまざまなスープに応用できて便利ですよ。

材料・作りやすい量

しいたけ…6枚（約100g）

しめじ…1パック（約100g）

まいたけ…1パック（約100g）

にんにく…1片

オリーブ油…小さじ2

しょうゆ…小さじ2

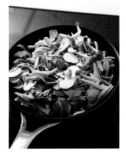
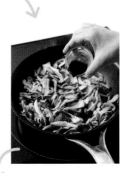

作り方

1. しいたけは軸を1cm残して除き、1cm幅に切る。しめじ、まいたけはほぐす。にんにくはみじん切りにする。

2. フライパンにオリーブ油を中火で熱し、にんにくを炒める。きつね色になったらきのこを入れてしんなりするまで炒める。

3. しょうゆを回しかけてざっと炒め合わせる。粗熱をとり、1/4量（約80g）ずつ冷凍用保存袋に入れ、冷凍する。

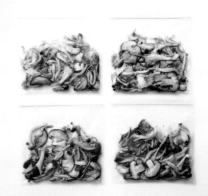

保存期間

冷凍室で約1カ月保存できます

冷凍きのことツナのスープ

ビタミンB₂食材のツナ缶を常備しておけば買い物いらず。
遅く帰ってきた日も安心のお助けスープです

1人分 122kcal／塩分 0.7g

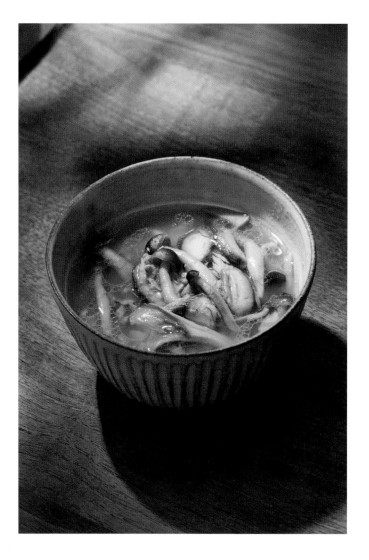

材料・1人分

冷凍きのこミックス
　（P.45参照）…80g

ツナ缶（オイル漬け）
　…小1/2缶（約35g）

水…1カップ

作り方

1. ツナ缶は缶汁をきっておく。

2. 鍋に凍ったままの冷凍きの
　こ、ツナ、水を入れて中火に
　かけ、ひと煮立ちさせる。

Quick and

冷凍きのこと
鮭のミルクスープ

鮭を使ったメインおかずになるスープも、
冷凍きのこを使えばあっという間に完成！

1人分 290kcal／塩分 2.3g

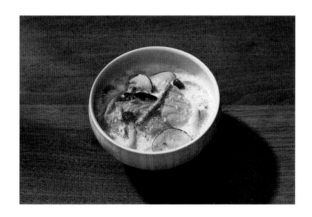

材料・1人分

冷凍きのこミックス（P.45参照）…80g

生鮭…1切れ（約80g）

牛乳…1カップ

塩…小さじ1/4

作り方

1. 鮭は骨を除き、2等分に切る。

2. 鍋に凍ったままの冷凍きのこ、鮭、牛乳を入れて中火にかける。

3. 沸騰直前で弱火にし、鮭に火が通るまで3分煮て、塩を加える。

冷凍きのこと
キムチのスープ

キムチを使えば味つけいらず。
ごま油が香る、食欲をそそるスープです

1人分 166kcal／塩分 2.1g

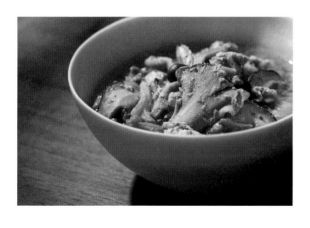

材料・1人分

冷凍きのこミックス（P.45参照）…80g

白菜キムチ…50g

水…1カップ

ごま油…小さじ1

溶き卵…1個分

作り方

1. 鍋にごま油を中火で熱し、キムチをさっと炒める。

2. 凍ったままの冷凍きのこ、水を加える。ひと煮立ちしたら、溶き卵を回し入れる。

Easy Soup

むくみおそうじ
スープ

むくみおそうじ食材として、
重要なのがカリウムを含むもの。
体内の水分量を適切にして
むくみを防ぐ働きを持っているからです。
塩分のとり過ぎがむくみにつながるので、
うまみのある食材やハーブやスパイスを使って
塩分控えめでもおいしいスープにしましょう。
また、腸内環境を整えるため、
やはり食物繊維は必須です。

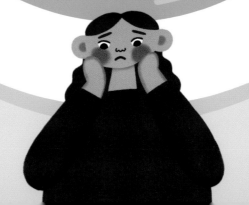

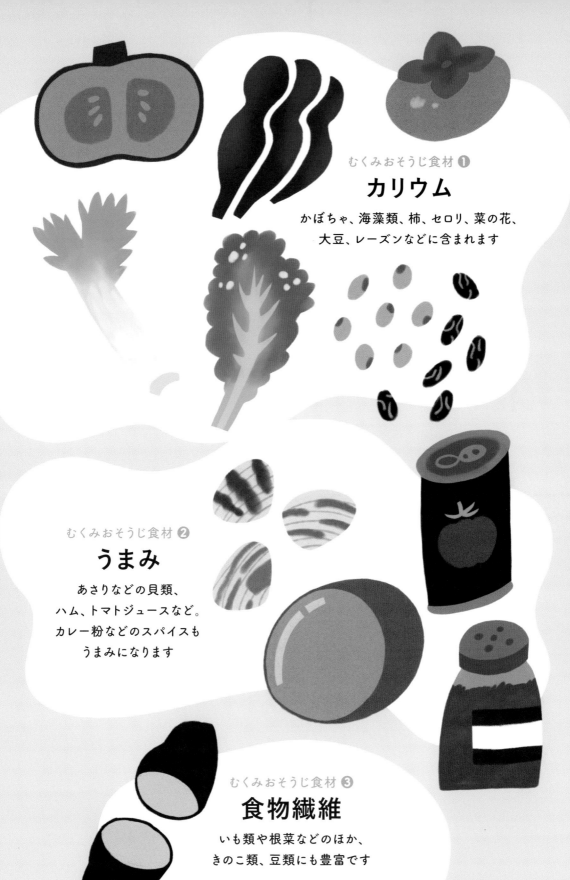

むくみおそうじ食材 ❶

カリウム

かぼちゃ、海藻類、柿、セロリ、菜の花、
大豆、レーズンなどに含まれます

むくみおそうじ食材 ❷

うまみ

あさりなどの貝類、
ハム、トマトジュースなど。
カレー粉などのスパイスも
うまみになります

むくみおそうじ食材 ❸

食物繊維

いも類や根菜などのほか、
きのこ類、豆類にも豊富です

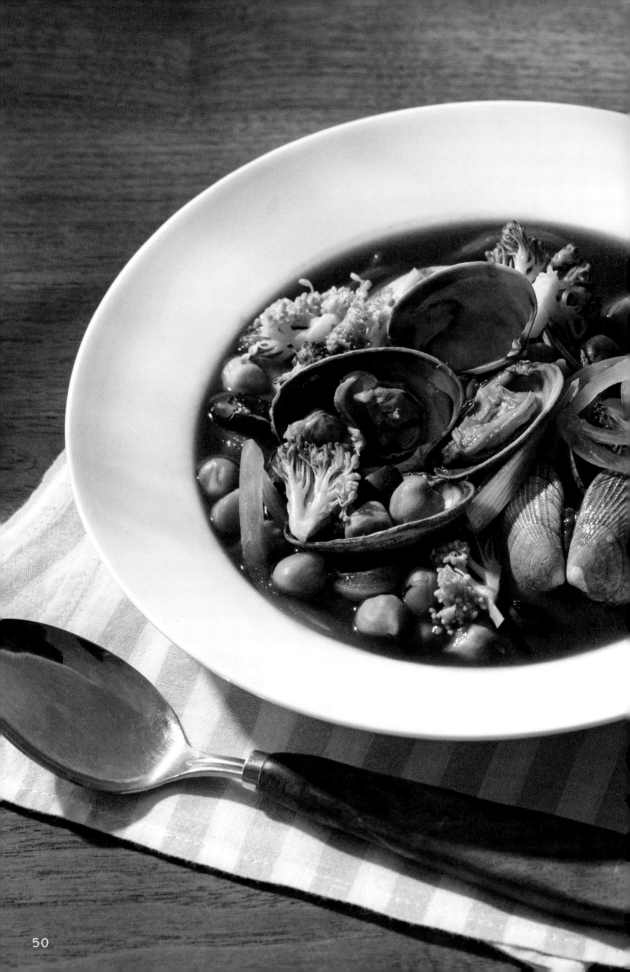

あさりとブロッコリーの
トマトスープ

カリウム&うまみ食材の
あさりとトマトジュースを使ったごちそうスープ。
たんぱく質などの栄養もとれて、
おいしさも満足な一皿です

1人分 134kcal／塩分 0.7g

材料・2人分

あさり…8個（約160g）

ブロッコリー…小1/4個（約50g）

トマトジュース（無塩）…1カップ

ミックスビーンズ
　　…1缶（約110g）

玉ねぎ…1/4個

オリーブ油…小さじ1

水…1カップ

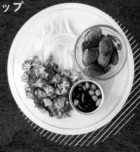

作り方

1. あさりは砂抜きをする。ブロッコリーは小さめの小
　房に分ける。玉ねぎは縦薄切りにする。

2. 鍋にオリーブ油を中火で熱し、玉ねぎ、ブロッコリー
　をしんなりするまで炒める。あさり、水、トマト
　ジュース、ミックスビーンズを加えて煮る。

3. あさりの口があいたら1分煮る。

おそうじポイント　カリウム食材でもあるあさりとトマトジュー
スはうまみたっぷりで塩なしでもおいしくなります。ミックスビー
ンズやブロッコリーの食物繊維で腸もすっきり。あさりは砂
抜きしたものを冷凍しておくと、いつでも使えて便利ですよ。

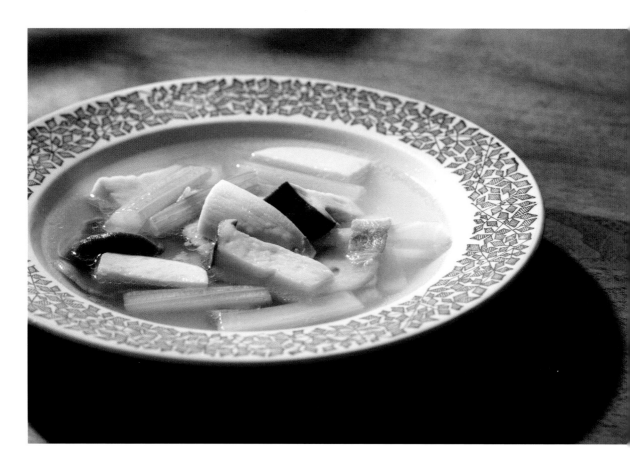

セロリとベーコンのコンソメスープ

低カロリーでも栄養満点！

1人分 117kcal／塩分 0.8g

材料・2人分

セロリ…1本

ベーコン…2枚

エリンギ…1本

にんにく…1片

オリーブ油…小さじ1

水…2カップ

洋風スープの素（顆粒）
　…小さじ1/2

作り方

1. ベーコンは1cm幅に切る。セロリは縦1cm幅に切ってから4cm長さに切る。エリンギは長さを半分に切り、縦4等分に切る。にんにくは潰す。

2. 鍋にオリーブ油を弱火で熱し、にんにくを炒める。こんがりしたらベーコン、セロリ、エリンギを加えてさっと炒める。

3. 水、洋風スープの素を加え、ふたをして15分煮る。

おそうじポイント　セロリは、低カロリーでカリウムが豊富。しっかり煮れば筋も気になりません。エリンギなどきのこ類は、食物繊維＆うまみ食材。ベーコンで塩味を加えて。

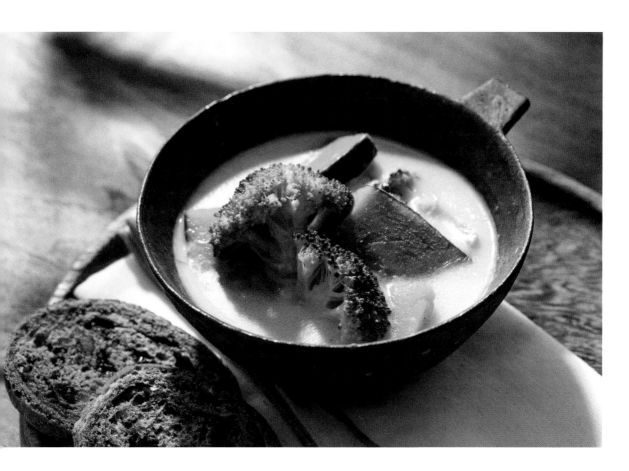

かぼちゃとブロッコリーのカレースープ

甘みとコクがうれしい本格スープ

1人分 403kcal／塩分 1.7g

材料・2人分

かぼちゃ…1/12個（約100g）

ブロッコリー…1/4個（約100g）

ココナッツミルク…1缶（約400ml）

オリーブ油…小さじ1

カレー粉…小さじ2

塩…小さじ1/2

洋風スープの素（顆粒）
　…小さじ1/4

作り方

1. かぼちゃは1cm幅の一口大に切り、ブロッコリーは小房に分ける。

2. 鍋にオリーブ油を中火で熱してかぼちゃを炒め、火が通ったらブロッコリー、カレー粉を加えてさっと炒める。

3. ココナッツミルクを入れ、沸騰直前で弱火にし、ふたをして3分煮る。塩、洋風スープの素を加える。

おそうじポイント　カリウム豊富なココナッツミルクとかぼちゃの甘みを、スパイシーなカレー粉が引き立てます。かぼちゃとブロッコリーには抗酸化作用のあるビタミンもたっぷり。

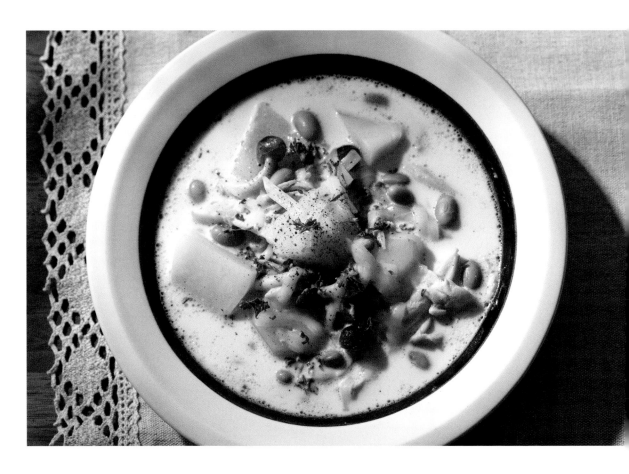

きのこのガーリックアンチョビースープ

こうばしいにんにくの香りが食欲をそそる

1人分 275kcal／塩分 1.1g

材料・2人分

まいたけ…1/2パック（約50g）

しめじ…1パック（約100g）

じゃがいも…1個（約90g）

蒸し大豆…50g

ピザ用チーズ…20g

アンチョビー…5g

にんにく…1片

牛乳…2カップ

パセリのみじん切り
　　…適量

オリーブ油…小さじ1

塩、こしょう…各適量

作り方

1. まいたけ、しめじはほぐす。じゃがいもは2cm角に
切る。アンチョビーは軽く刻み、にんにくは薄切り
にする。

2. 鍋にオリーブ油を中火で熱し、にんにく、アンチョ
ビーを炒め、薄く色づいたらじゃがいも、きのこを
加えて炒める。きのこがしんなりしたら牛乳、大豆
を入れ、沸騰直前で弱火にして10分煮る。

3. じゃがいもがやわらかくなったら塩、こしょうで味
をととのえて器に盛り、チーズ、パセリをかける。

おそうじポイント　食物繊維食材のきのこに、カリウ
ム食材の大豆をたっぷりととれるレシピ。じゃがいも
とチーズを加えれば、糖質・脂質・たんぱく質・ビタ
ミンのバランスも◎。

しじみとくずし豆腐の中華風スープ

温かい豆腐でおなかの中からぽかぽかに

1人分 114kcal／塩分 0.6g

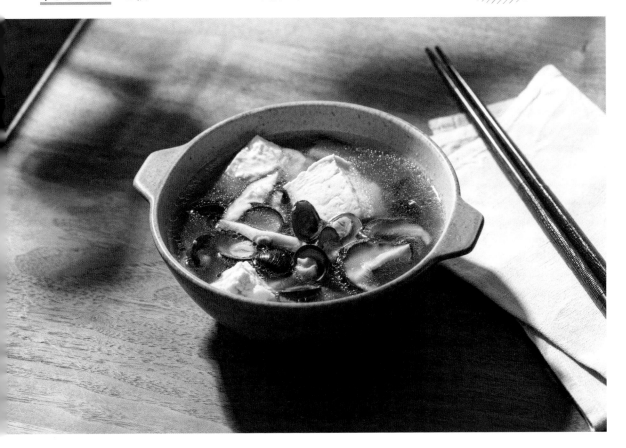

材料・2人分

しじみ…150g

もめん豆腐…大1/2丁（約200g）

干ししいたけ…2枚

水…2カップ

オイスターソース…小さじ1と1/2

ごま油…小さじ1

作り方

1. しじみは砂抜きをする。干ししいたけは分量の水でもどしてから、水けを絞って軸を除き、薄切りにする（もどし汁はとっておく）。豆腐は手でくずす。

2. 鍋に干ししいたけのもどし汁としいたけ、しじみを入れ、強火にかける。

3. ひと煮立ちしたら、豆腐、オイスターソースを加えて温める。器に盛り、ごま油を回しかける。

おそうじポイント　干ししいたけのカリウム量は、生のしいたけの10倍近く。もどし汁ごとむだなくとりましょう。しじみを加えれば、うまみもたっぷりのスープに。豆腐を温めれば代謝を上げたい朝にもぴったりです。

わかめとたけのこの塩麹トマトスープ

トマトの酸味とうまみは、和風の具材もおいしくまとめます。
からだをそうじするとともに、美肌も期待できるスープです

1人分 124kcal／塩分 0.9g

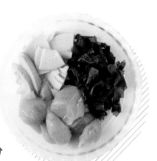

材料・2人分

塩蔵わかめ…20g

ゆでたけのこ…60g

トマトジュース（無塩）
　…1と1/2カップ

とりささ身…2本（約140g）

片栗粉…小さじ2

水…1/2カップ

塩麹…小さじ2

作り方

1. わかめは水（分量外）でもどして
　水けを絞り、一口大に切る。たけ
　のこは食べやすく切る。ささ身
　は一口大のそぎ切りにして片栗
　粉を薄くまぶす。

2. 鍋に水、トマトジュース、わか
　め、たけのこを入れて中火にか
　け、沸騰直前でささ身を入れる。
　3分煮てささ身に火が通ったら、
　塩麹を加えて混ぜる。

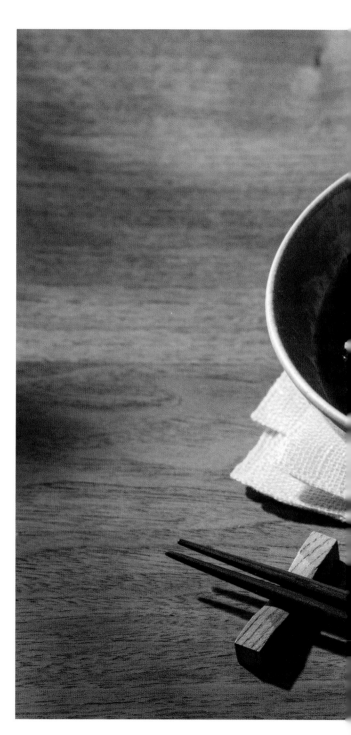

春の食材には、からだの不要なものを輩出してくれる効果のあるものが多く、たけのこもその一つ。カリウムが豊富なたけのこ、トマトジュースと、わかめの組み合わせはむくみおそうじに効果的。

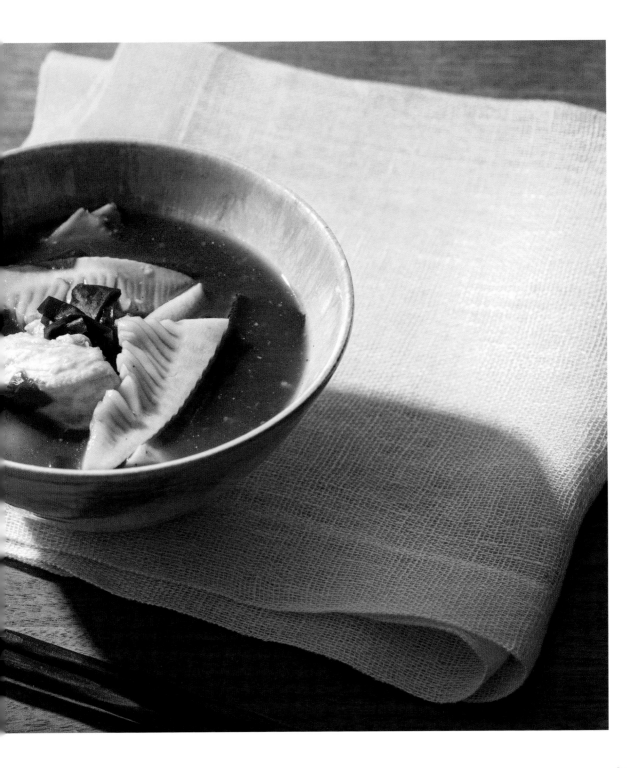

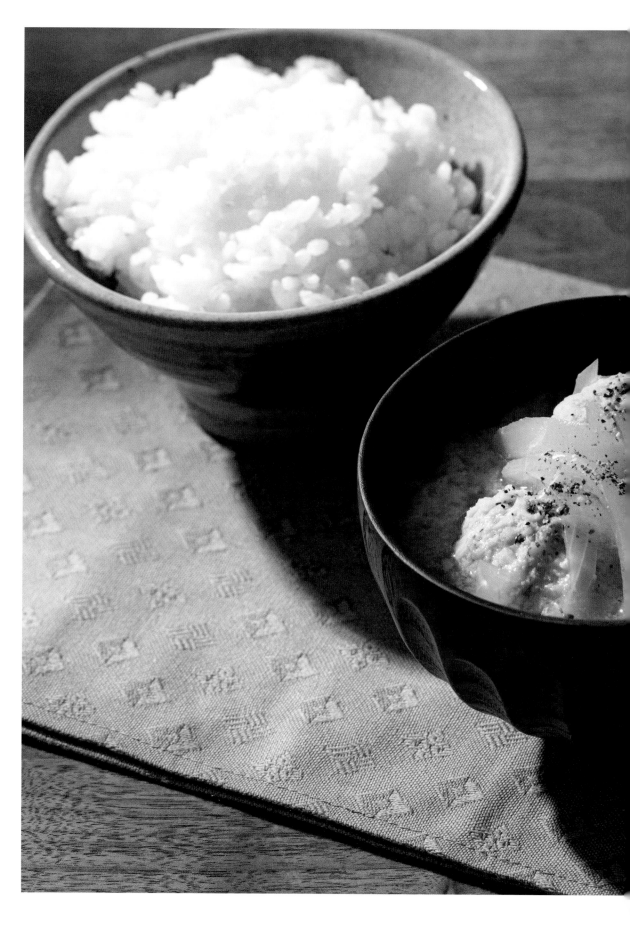

れんこんだんごと
玉ねぎのみそ汁

れんこん入りの肉だんごが具になった
ボリュームみそ汁。
しゃきっとした歯ごたえで、
かむほどにおいしさと満足感が味わえます

1人分 244kcal／塩分 2.0g

材料・2人分

玉ねぎ…1/4個

れんこん…小1節（約100g）

とりひき肉
　…200g

酒…小さじ1

片栗粉…小さじ2

だし汁…2カップ

みそ
　…大さじ1と1/2

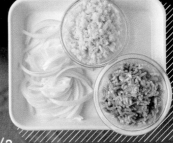

作り方

1. 玉ねぎは縦薄切りにし、れんこんはみじん切りにする。

2. とりひき肉にれんこん、酒、片栗粉を混ぜて一口大のだんご状に丸める。

3. 鍋にだし汁、玉ねぎを入れて強火にかけ、沸騰したら弱火にして2を入れる。5分煮て火が通ったらみそを溶く。器に盛り、好みで七味とうがらしをふる。

おそうじポイント　食物繊維とともにカリウムも含むれんこんは、秋～冬の旬の時期は特におすすめ。玉ねぎの自然な甘みがおいしさのポイント。

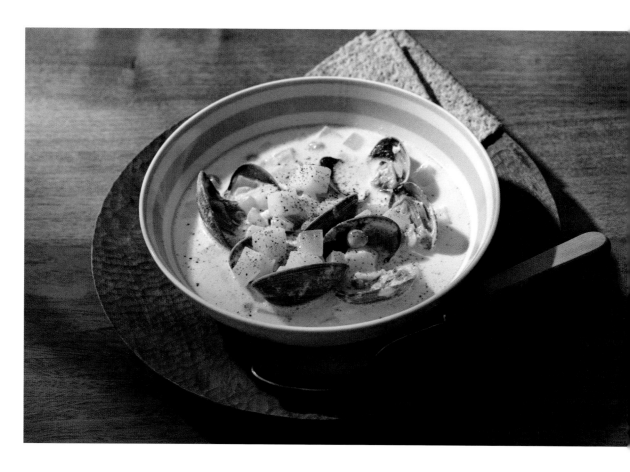

長いものクラムチャウダー

あさりのうまみにほっくり食感の長いもがマッチ

1人分 243kcal／塩分 1.8g

材料・2人分

あさり…8個（約160g）

長いも…5cm（約140g）

グリーンピース…正味60g

玉ねぎ…1/4個

バター…10g

牛乳…2カップ

塩…小さじ1/4

こしょう…少々

作り方

1. あさりは砂抜きをする。長いもは1cm角、玉ねぎは1cm四方に切る。

2. 鍋にバター、玉ねぎを入れて中火でさっと炒める。グリーンピースと長いもを加えて炒め、玉ねぎがしんなりしてきたらあさり、牛乳を入れて温める。

3. あさりの口があいたら塩、こしょうを加えて混ぜる。器に盛り、好みで粗びき黒こしょうをふっても。

おそうじポイント　ビタミンB12がたっぷりのあさりに加えて、グリーンピースと長いもはカリウムが豊富。疲れ気味の日にもぴったりのパワースープです。

ホットガスパチョ

人気の冷製スープを温かくすることで代謝アップスープに変身

1人分 106kcal／塩分 0.4g

材料・2人分

セロリ…1/2本

トマト…1個

玉ねぎ…1/4個

にんにく…1片

ゆで卵…1個

水…1/2カップ

塩…ひとつまみ

洋風スープの素（顆粒）…小さじ1/2

オリーブ油…小さじ2

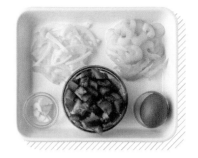

作り方

1. セロリ、トマト、玉ねぎは一口大に切り、にんにくは薄切りにしてミキサーに入れる。水、塩を加えてかくはんする。

2. 鍋に入れて中火で温め、洋風スープの素を加えて混ぜる。

3. 器に盛り、4等分に切ったゆで卵を入れ、オリーブ油を回しかける。

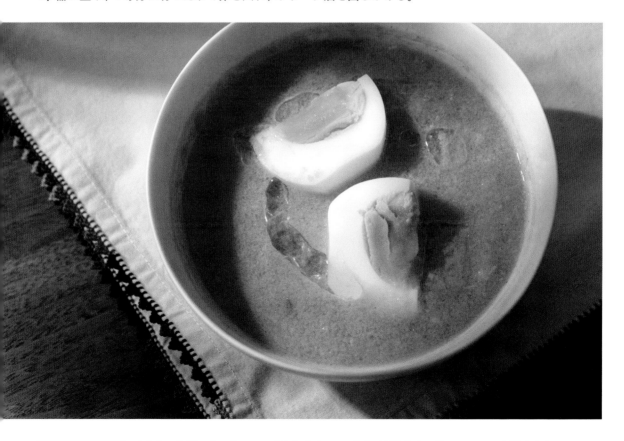

おそうじポイント カリウム食材のトマトとセロリを加えたスープは、抗酸化力の強いリコピンも補えます。温かくすることで、胃腸にもやさしいスープに。

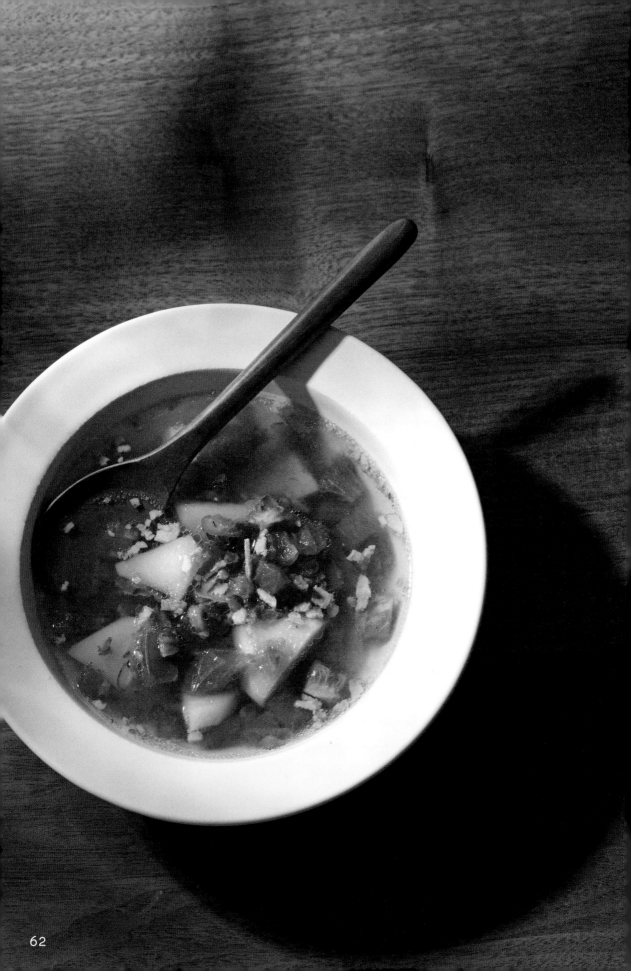

ベーコンとじゃがいものレーズンスープ

レーズンの甘みが食材のうまみを引き立てます

1人分 191kcal／塩分 1.1g

材料・2人分

ベーコン…2枚

レーズン…20g

じゃがいも…1個（約90g）

トマト…1個

オリーブ油…小さじ2

水…2カップ

塩…小さじ1/4

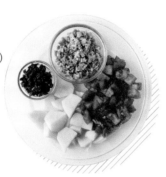

作り方

1. ベーコン、レーズンはみじん切りにする。じゃがいもは1cm厚さ
   の半月切り、トマトは1cm角に切る。

2. 鍋にオリーブ油を中火で熱し、じゃがいもを炒める。透き通って
   きたらベーコン、トマト、レーズン、水を入れて強火にする。

3. 沸騰したら弱火にし、ふたをして8分、じゃがいもがやわらかく
   なるまで煮る。塩を加えて混ぜる。

おそうじポイント　じゃがいも、トマト、レーズンのカリウム
食材に、うまみ食材のベーコンでコクをプラス。レーズンの
甘みと酸味がアクセントになり、少ない塩でもしっかりした
味わいのスープになります。

なめこととろろ昆布のスープ

食材とだしのうまみにおなかもほっこり

1人分 74kcal／塩分 0.8g

材料・2人分

なめこ…1袋（約100g）

とろろ昆布…8g

絹ごし豆腐…大1/2丁（約200g）

だし汁…2カップ

塩…ひとつまみ

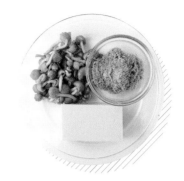

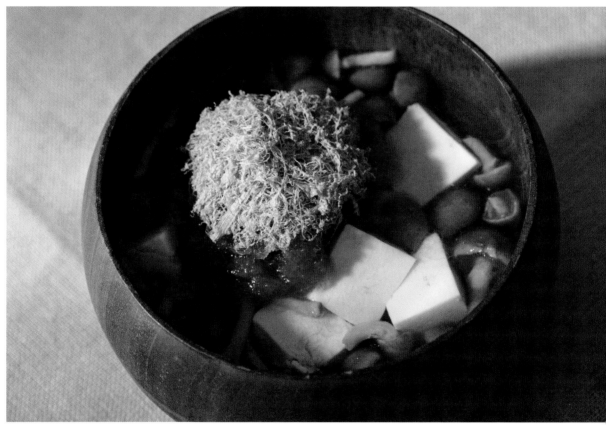

作り方

1. 豆腐は一口大に切る。

2. 鍋にだし汁、豆腐、なめこ、塩を入れて中火にかけ、ひと煮立ちさせる。

3. 器に盛り、とろろ昆布をのせる。

おそうじポイント　カリウム食材でうまみも強いなめこ、とろろ昆布を具にすれば、だしのうまみだけで充分おいしい。なめこは免疫機能を高める働きがあるので、風邪予防にも効果が期待できます。

油揚げとしらすのみぞれスープ

胃腸にもやさしい春らしいスープ
1人分 78kcal／塩分 1.0g

材料・2人分

大根…250g

菜の花…1/4束（約50g）

しらす干し…20g

油揚げ…1枚

だし汁…1カップ

しょうゆ…小さじ1

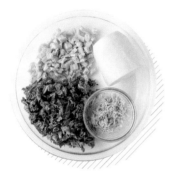

作り方

1. 油揚げは1cm四方に切る。大根はすりおろし、汁を軽く絞る。菜の花は1cm幅に切る。

2. 鍋に油揚げを入れて中火にかけ、からいりしてカリカリになったら取り出す。

3. 続けて、だし汁、菜の花を入れて煮る。ひと煮立ちしたら、大根おろし、しらす、しょうゆを加える。温まったら器に盛り、油揚げをのせる。

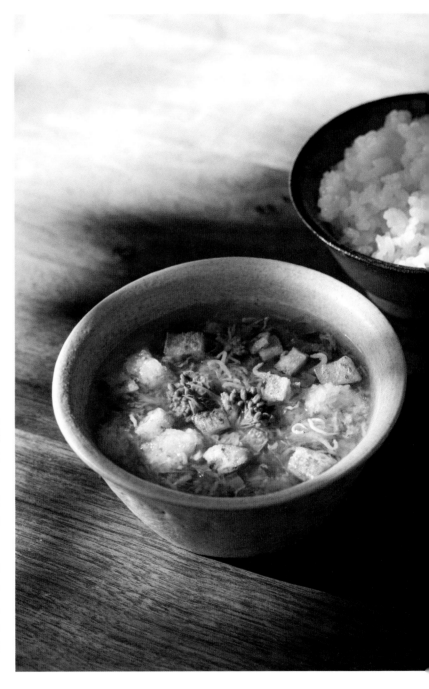

おそうじポイント　春のカリウム食材・菜の花はビタミンB群やカルシウム、鉄も豊富。同じくカリウム食材の大根おろしが胃腸の働きもサポートします。しらす干しでうまみとたんぱく質をプラス。

はまぐりとオクラ、あおさのスープ

疲労回復や貧血予防にもおすすめ
1人分 26kcal／塩分 1.0g

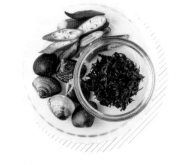

材料・2人分

はまぐり…6個（約150g）　　だし汁…2カップ

オクラ…4本　　　　　　　　酒…大さじ1

あおさ…5g

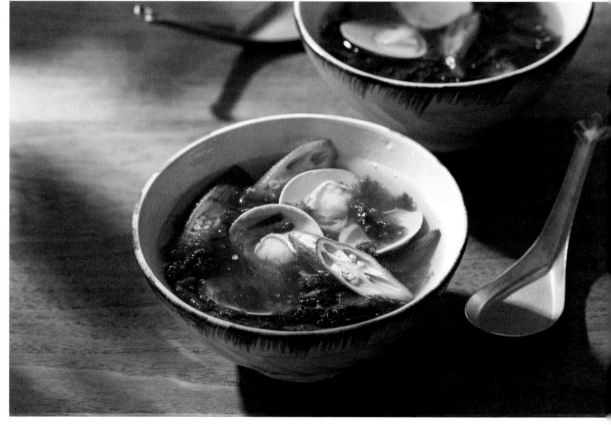

作り方

1. はまぐりは砂抜きをする。オクラは4等分の斜め切りにする。

2. 鍋にだし汁、はまぐり、酒を入れて中火にかけ、ひと煮立ちさせる。はまぐりの口があいたら、オクラを入れて1分煮る。

3. 器にあおさを入れて2を注ぐ。

おそうじポイント　カリウム食材のあおさ、カリウムに加えて食物繊維を豊富に含むオクラが、血糖値の急上昇やコレステロールの吸収も抑えます。はまぐりは鉄やビタミンB_{12}を含むので貧血対策にも。

カリフラワーとあさりの豆乳スープ

豆乳のやさしいコクとレーズンのほのかな甘みがじんわりおいしい

1人分 110kcal／塩分 1.5g

材料・2人分

あさり…8個（約160g）

カリフラワー…1/2個

豆乳（成分無調整）…1カップ

レーズン…20g

だし汁…1カップ

塩…小さじ1/4

作り方

1. あさりは砂抜きをする。カリフラワーは小房に分ける。

2. 鍋にだし汁、1を入れて中火にかけ、ひと煮立ちさせる。

3. あさりの口があいたら、豆乳、レーズン、塩を入れて温める。あさりの殻をはずして器に盛る。

おそうじポイント　豆腐と同様、カリウムを含む豆乳に、あさりとレーズンの優秀なむくみおそうじ食材をプラス。カリフラワーで食物繊維とともに、ビタミンCもしっかり摂取できます。

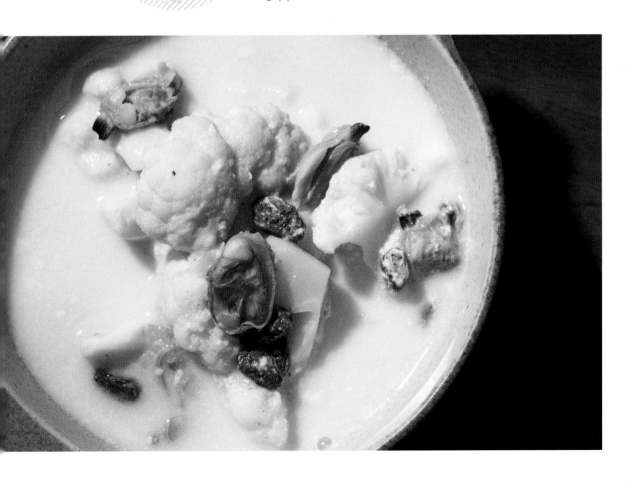

厚揚げと桜えびのねぎみそ汁

いったえびのこうばしさが上品な味わい

1人分 166kcal／塩分 1.4g

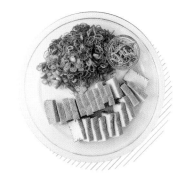

材料・2人分

厚揚げ…1枚（約190g）

九条ねぎ（または万能ねぎ）…3本

桜えび…4g

だし汁…2カップ

みそ…大さじ1

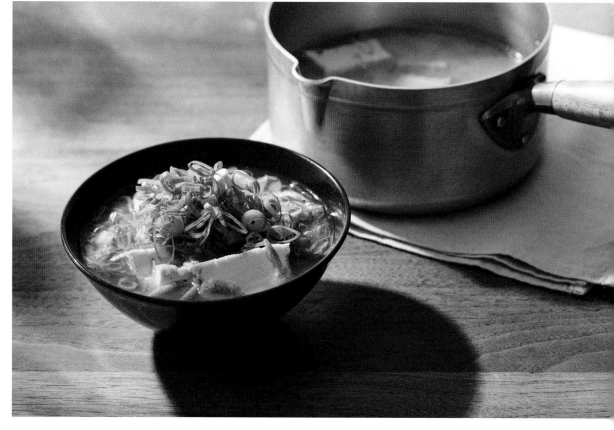

作り方

1. 厚揚げは熱湯をかけて油抜きをし、縦半分に切ってから横1cm幅に切る。九条ねぎは小口切りにする。

2. 鍋に桜えびを入れ、中火でからいりしてから、だし汁、厚揚げを加えてひと煮立ちさせる。みそを溶き、器に盛って九条ねぎをのせる。

おそうじポイント　カリウムを含む厚揚げをメインの具にしたおかずみそ汁。桜えびのうまみが加わるため、みそを控えめにしても充分おいしい。抗酸化作用があるβ－カロテンを含む青ねぎもたっぷりと。

柿とにんじんのポタージュ

自然な甘みが体にしみわたる

1人分 171kcal／塩分 0.8g

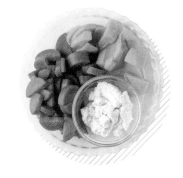

材料・2人分

柿…1/2個（約100g）　　カッテージチーズ…50g

にんじん…1本　　洋風スープの素（顆粒）…小さじ1/2

牛乳…1と1/2カップ

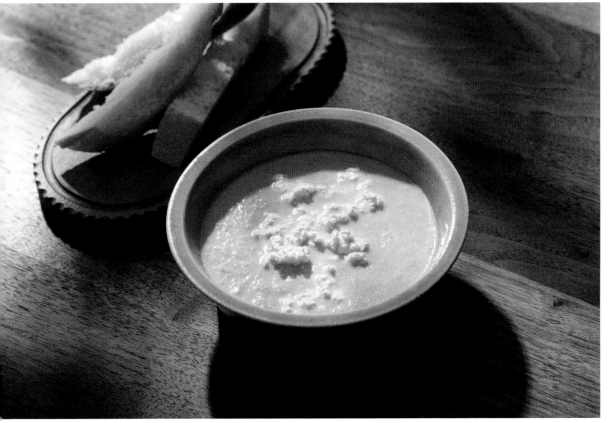

作り方

1. 柿、にんじんは一口大の薄切りにし、牛乳、洋風スープの素とともに鍋に入れて弱火にかけ、やわらかくなるまで10分煮て火を止める。

2. 粗熱がとれたら、ミキサーに入れてかくはんし、再び鍋に戻し入れて弱火で温める。

3. 器に盛り、カッテージチーズを散らす。

おそうじポイント　カリウム食材の柿とにんじんを使ったポタージュ。β–カロテンやビタミンCもたっぷりなので、抗酸化作用や美肌効果も期待できます。カッテージチーズでたんぱく質とうまみをプラスして。

刻み大豆とにらのはるさめスープ

一皿でも栄養バランスはばっちり

1人分 109kcal／塩分 0.7g

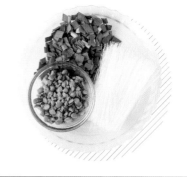

材料・2人分

蒸し大豆…40g

にら…4本

はるさめ…40g

水…2と1/2カップ

とりガラスープの素…小さじ1/2

塩…少々

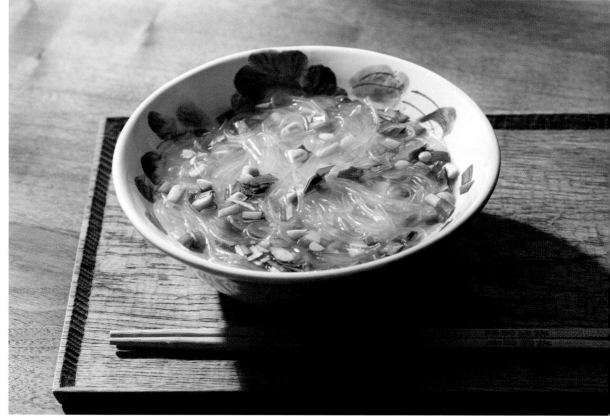

作り方

1. 蒸し大豆は粗く刻む。にらは1cm幅に切る。

2. 鍋に水、大豆、とりガラスープの素を入れて中火にかける。ひと煮立ちしたらはるさめ、にらを加えてはるさめがやわらかくなるまで3分煮て塩を加える。

おそうじポイント　カリウム以外にもビタミン、食物繊維などの栄養が豊富な大豆。糖質をエネルギーに変える働きを助けるにら、炭水化物を含むはるさめを合わせれば、朝ごはんにぴったりの元気スープが完成。

レタスとハムのチーズスープ

細切りにした具が新鮮な印象

1人分 146kcal／塩分 1.0g

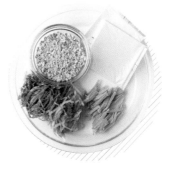

材料・2人分

レタス…2枚　　　　　スライスチーズ…2枚

ハム…2枚　　　　　　水…2カップ

オートミール…40g　　洋風スープの素（顆粒）…小さじ1/2

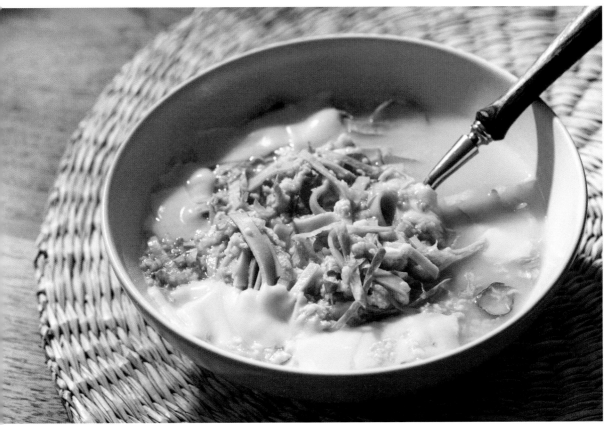

作り方

1. レタス、ハムは細切りにする。

2. 鍋に水、洋風スープの素、ハムを入れて中火にかける。ひと煮立ちしたらレタス、オートミールを入れて2分煮る。

3. 器に盛り、チーズをちぎり入れる。

おそうじポイント　食物繊維、カリウムを含むレタスは、スープにすることでたくさん食べられます。ビタミンB群が豊富なオートミールで炭水化物もとることができます。ハムとチーズでコクとうまみをプラス。

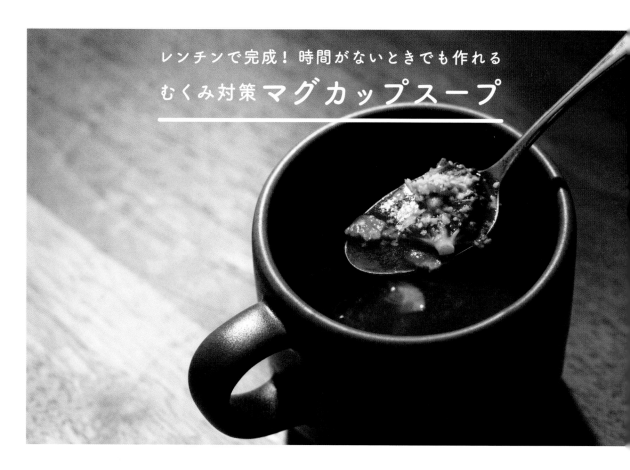

レンチンで完成！ 時間がないときでも作れる

むくみ対策 **マグカップスープ**

ブロッコリーのトマトスープ

トマトジュース×ブロッコリーでむくみを解消！ 粉チーズのビタミンB₂が脂質をエネルギーに
1人分 69kcal／塩分 0.2g

材料·1人分

ベーコン…1/2枚

ブロッコリー…20g

トマトジュース（無塩）…1/2カップ

粉チーズ…小さじ1/2

作り方

1. ベーコンは1cm四方に切り、ブロッコリーは小さめの小房に分ける。

2. 電子レンジ対応のマグカップにすべての材料を入れ、電子レンジで2分加熱する。

Quick and

時間のない朝や、
遅く帰ってきた夜、
火を使っての調理は
難しくても、
レンチンならさっと
作ることができます。
冷凍野菜や缶詰を
活用すれば、
包丁もいりません

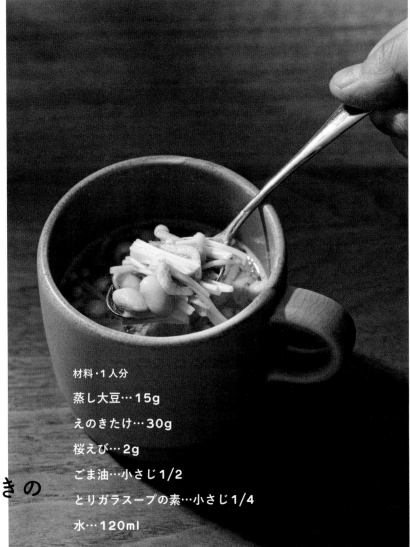

材料・1人分

蒸し大豆…15g

えのきたけ…30g

桜えび…2g

ごま油…小さじ1/2

とりガラスープの素…小さじ1/4

水…120ml

大豆とえのきの
中華スープ

熱の通りやすい
えのきをスープの具に。
むくみにきく蒸し大豆は
常備しておくと便利です

1人分 62kcal／塩分 0.5g

作り方

1. えのきたけは2cm長さに切ってほぐす。

2. 電子レンジ対応のマグカップにすべての材料を入れ、電子レンジで2分加熱する。

Easy Soup

だるさおそうじ
スープ

だるさを感じる原因の一つは
エネルギー不足。
糖質をエネルギーに変えるときに欠かせない
ビタミンB$_1$食材は
だるさおそうじには特に重要。
そしてもう１つのだるさおそうじ食材が、
とりむね肉などのイミダゾールジペプチドです。
長距離を飛ぶ渡り鳥の、
羽のつけ根の筋肉に多く含まれるこの成分は、
疲労回復に効果があるといわれています。
また、慢性的に不足しがちな鉄も、
不可欠ですよ。

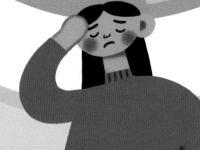

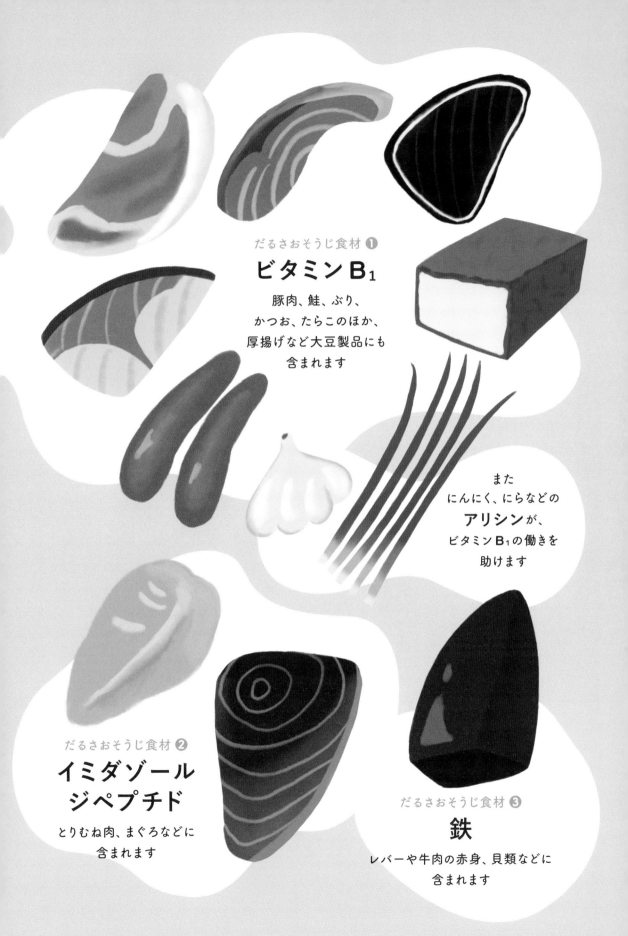

だるさおそうじ食材 ❶
ビタミンB₁

豚肉、鮭、ぶり、
かつお、たらこのほか、
厚揚げなど大豆製品にも
含まれます

また
にんにく、にらなどの
アリシンが、
ビタミンB₁の働きを
助けます

だるさおそうじ食材 ❷
イミダゾール
ジペプチド

とりむね肉、まぐろなどに
含まれます

だるさおそうじ食材 ❸
鉄

レバーや牛肉の赤身、貝類などに
含まれます

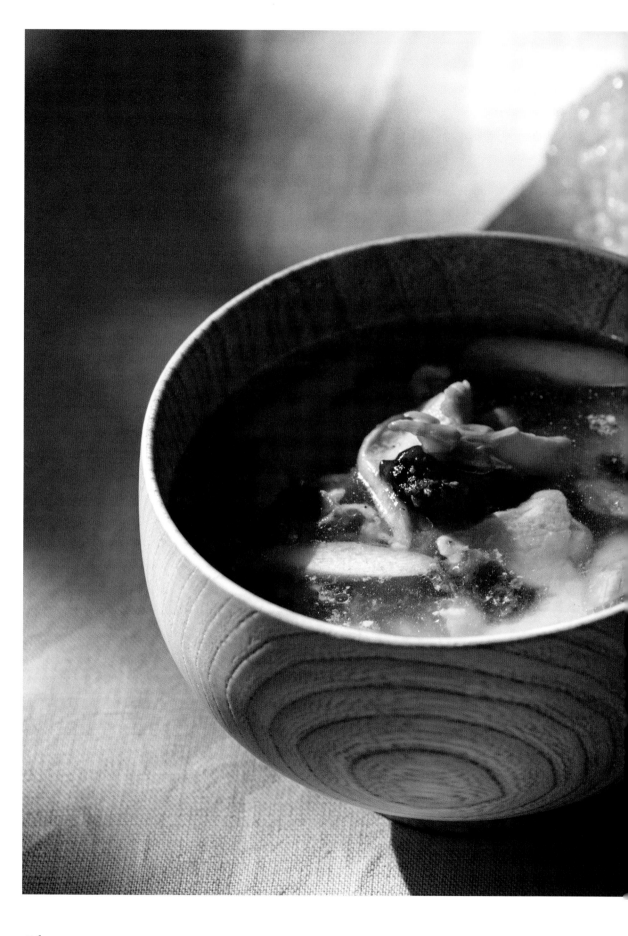

焼き梅ととりむね肉のスープ

梅干しの酸味とだしのうまみが
疲れた体にじんわりしみるさっぱりスープ。
やさしい味わいでも疲労回復効果は抜群です

1人分 95kcal／塩分 1.5g

材料・2人分

とりむね肉…小1/2枚（約100g）

グリーンアスパラガス…2本

梅干し…大1個

オリーブ油…小さじ1

だし汁…2カップ

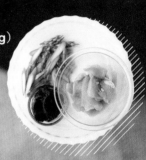

作り方

1. とりむね肉は薄切りにする。アスパラガスの下のかたい部分は皮むき器で皮をむき、斜め薄切りにする。

2. 鍋にオリーブ油を中火で熱し、種を除いた梅干しを焼き色がつくまで焼く。とり肉を加えてさっと炒め、だし汁、アスパラガスを加える。強火にし、煮立ったら弱火にして2分煮る。

おそうじポイント とりむね肉のイミダゾールジペプチドとともに、梅干しのクエン酸にもエネルギーの代謝を促し、疲労回復を助ける効果があります。焼くことでうまみとこうばしさが加わるのもポイント。アスパラガスのβ-カロテンは油ととることで吸収率がアップするので、足すのを忘れずに。

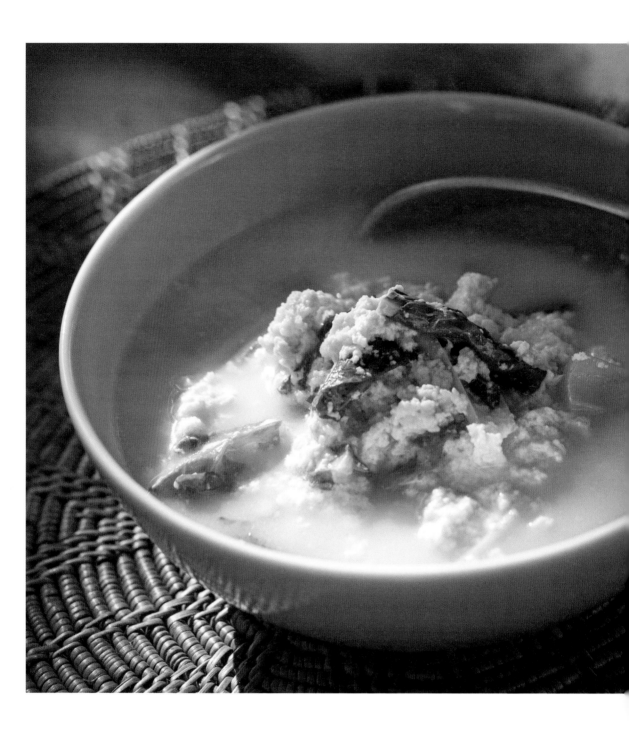

たらことにんにくのミルクポタージュ

にんにくの香りが食欲をそそるスープ。
疲労回復効果に加え、小松菜と牛乳で、女性に不足しがちな栄養素を補います
1人分 262kcal／塩分 1.2g

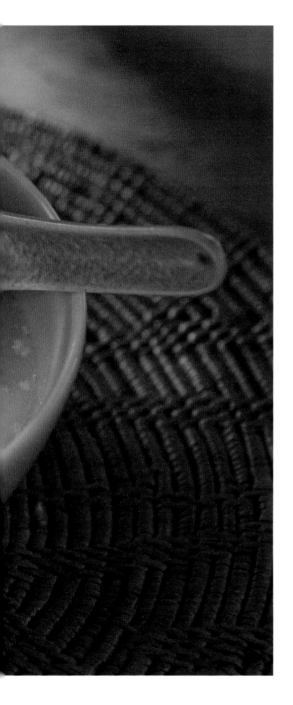

材料・2人分

小松菜…1株（約25g）

たらこ…1/2腹
　　（約40g）

とりひき肉…100g

おろしにんにく
　　…1片分

牛乳…2カップ

オリーブ油…小さじ1

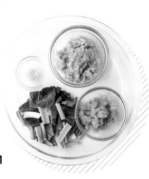

作り方

1. 小松菜は3cm長さに切る。たらこは薄皮からこそげ取る。

2. 鍋にオリーブ油を中火で熱し、とりひき肉、にんにくを炒める。肉の色が変わったら小松菜、牛乳を入れて沸騰直前でたらこを加えて混ぜる。

おそうじポイント　たらこはビタミンB1が豊富で、うまみも強い便利食材。にんにくのアリシンがたらこのエネルギー代謝をサポートします。小松菜には鉄のほか、抗酸化作用のあるβ-カロテン、ビタミンC、ビタミンEなども豊富。疲れやすいと感じたら積極的にとりましょう。

レバー入り肉だんごのカリフラワースープ

豚レバーは豚ひき肉と合わせて、食べやすい肉だんごに。
玉ねぎの甘みとカリフラワーの食感で食べごたえも◎
1人分 160kcal／塩分 0.4g

材料・2人分

カリフラワー…1/4個

玉ねぎ…1/4個

豚レバー…80g

豚ひき肉…80g

片栗粉…小さじ2

水…2カップ

洋風スープの素（顆粒）…小さじ1/2

パセリのみじん切り…少々

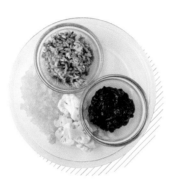

作り方

1. カリフラワーは小房に分ける。玉ねぎ、豚レバーはみじん切りにする。

2. ボウルに豚ひき肉、豚レバー、玉ねぎ、片栗粉を入れてよく混ぜ、12
   等分してボール状に丸める。

3. 鍋に水、洋風スープの素を入れて中火にかけ、沸騰したら2、カリフ
   ラワーを加えて4分煮る。器に盛り、パセリを散らす。

おそうじポイント　豚ひき肉のビタミンB₁と豚レバーの鉄
で、疲労回復効果と貧血予防効果が期待できるパワースー
プ。玉ねぎのアリシンがビタミンB₁の吸収率を、カリフラワー
のビタミンCが鉄の吸収率をそれぞれ高めてくれます。

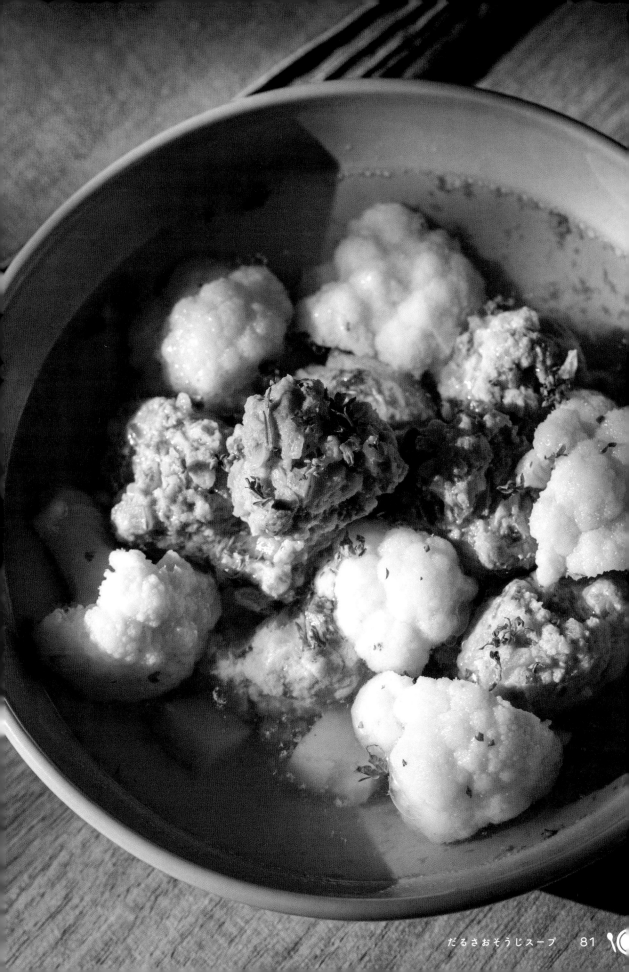

まぐろと切り干し大根のコンソメスープ

和洋折衷の味わいが意外なおいしさ

1人分 137kcal／塩分 0.7g

材料・2人分

切り干し大根…20g

まぐろ（角切り）…100g

青じそ…4枚

水…2カップ

洋風スープの素（顆粒）…小さじ1/2

しょうゆ…小さじ1/2

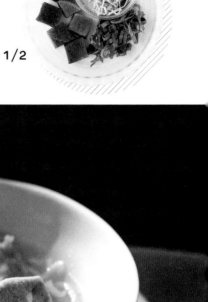

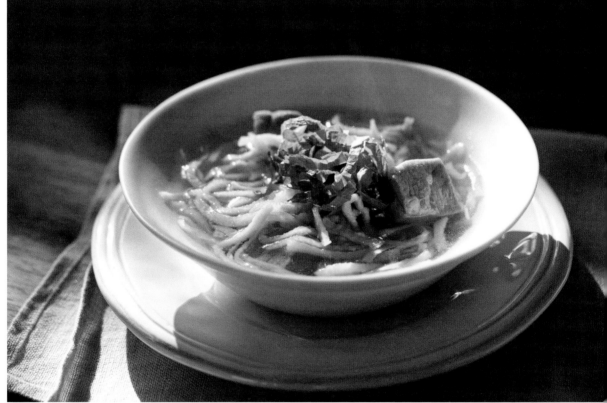

作り方

1. 切り干し大根は水（分量外）でもどし、水けを絞る。しそは細切りにする。

2. 鍋に水、洋風スープの素、切り干し大根を入れて強火にかける。沸騰したら弱火にし、ふたをして3分煮る。

3. まぐろを加え、表面が白っぽくなったらしょうゆを加える。器に盛り、しそをのせる。

おそうじポイント　イミダゾールジペプチドが豊富なまぐろは、さっと煮るだけでOK。乾燥させることで、ビタミン、ミネラル量がぐっと凝縮される切り干し大根は、スープにすれば、もどし時間も短くてOKです。

まぐろとおろし玉ねぎの赤みそスープ

素材の味を含んだひじきもおいしい

1人分 157kcal／塩分 1.9g

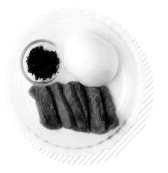

材料・2人分

玉ねぎ…1/2個

まぐろ（刺し身）…6切れ（約100g）

ひじき（乾燥）…3g

白いりごま…小さじ1

水…2カップ

赤だしみそ…大さじ1と1/2

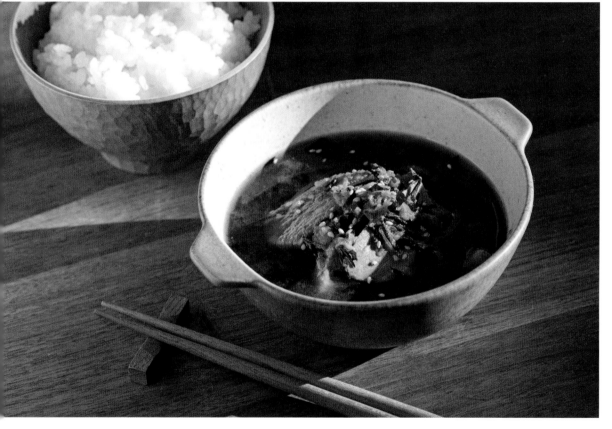

作り方

1. ひじきは水（分量外）でもどし、水けをきる。玉ねぎはすりおろす。

2. 鍋に水、ひじきを入れて中火にかける。ひと煮立ちしたら、まぐろ、玉ねぎを加え、2分煮てから赤だしみそを溶く。器に盛り、ごまをふる。

おそうじポイント　まぐろにはたんぱく質の代謝に関わるビタミン B_6 も豊富。代謝を上げたいときには、スープで温かくしてとるのがおすすめです。おろした玉ねぎのアリシンでまぐろのビタミン B_1 の吸収率がアップ。

ほうれん草と厚揚げのかつお節スープ

だし汁がじんわりしみた厚揚げがおいしい

1人分 151kcal／塩分 1.7g

材料・2人分

ほうれん草…1/2わ（約100g）　　だし汁…2カップ

厚揚げ…1枚（約190g）　　塩…小さじ1/2

かつお節…2g

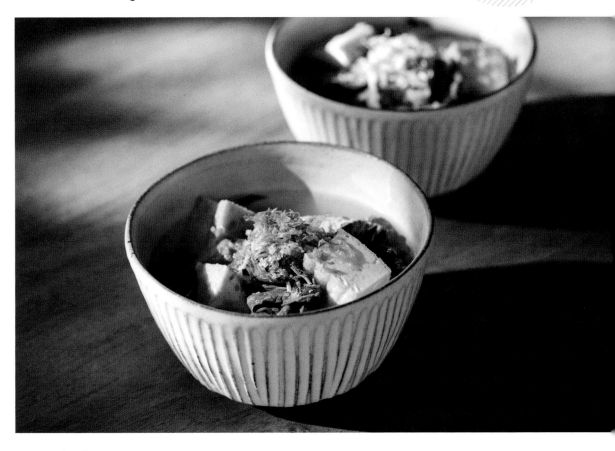

作り方

1. ほうれん草はさっとゆでて水けを絞り、3cm長さに切る。厚揚げは熱湯をかけて油抜きをし、2cm角に切る。

2. 鍋にだし汁、厚揚げを入れて中火にかける。煮立ったら塩、ほうれん草を加えて温める。器に盛り、かつお節をのせる。

おそうじポイント　厚揚げは鉄とともにカルシウムも豊富。かつお節はカルシウムとビタミンB群を多く含みます。鉄が豊富なほうれん草はビタミンCが流出しないよう、まるごとゆでてから切りましょう。

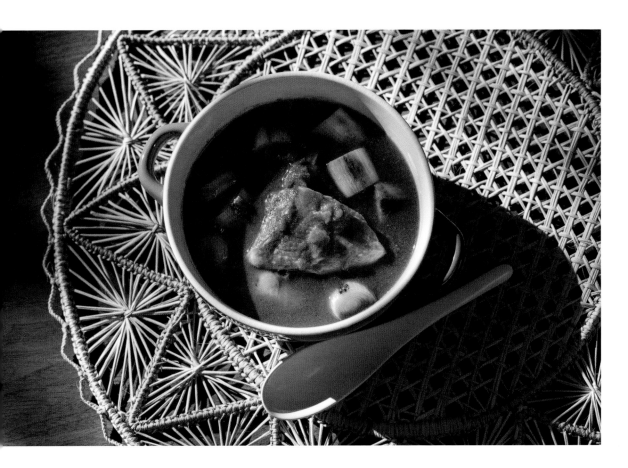

ぶりと長ねぎのカレートマトスープ

長ねぎの甘みがきいたヘルシーカレースープ
1人分 231kcal／塩分 1.6g

材料・2人分

ぶり…2切れ（約160g）

長ねぎ…1/2本（約50g）

カットトマト缶…1/2缶（約200g）

オリーブ油…小さじ1

カレー粉…小さじ2

酒…小さじ1

水…1カップ

塩…小さじ1/2

作り方

1. ぶりは一口大のそぎ切りにする。長ねぎは2cm幅に切る。

2. 鍋にオリーブ油を中火で熱し、ぶりと長ねぎを焼く。焼き色がついたらカレー粉、酒、トマト缶、水を加える。ひと煮立ちしたら、塩を加えて混ぜる。

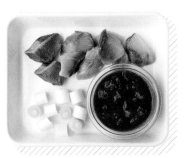

おそうじポイント　ビタミンB₁食材のぶりに、アリシン食材の長ねぎをプラス。長ねぎは焼き色がつくまで焼くとぐっと甘くなります。カットトマト缶に含まれるリコピンで抗酸化や疲労回復効果の期待大。

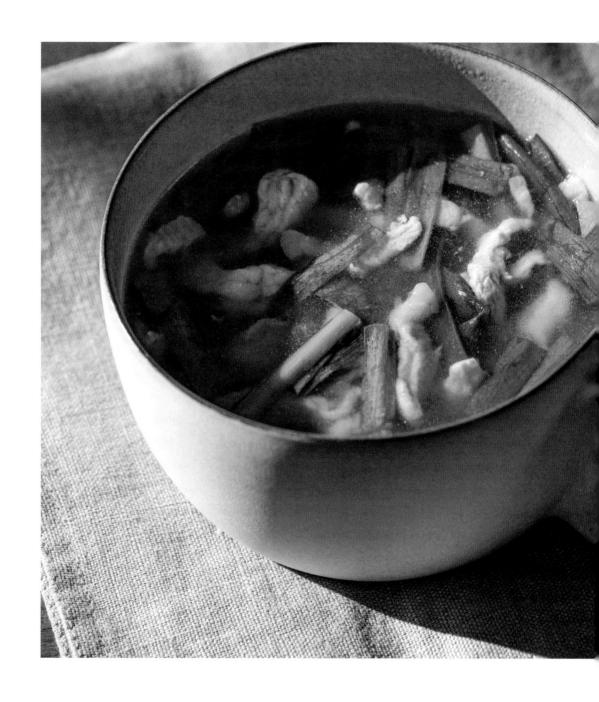

豚とにらのオイスタースープ

だるさおそうじ食材の優秀コンビスープ。
豚肉は細切りにすることで食感にも変化が出ます。
にらは火を通し過ぎないよう、最後に加えましょう
1人分 104kcal／塩分 0.7g

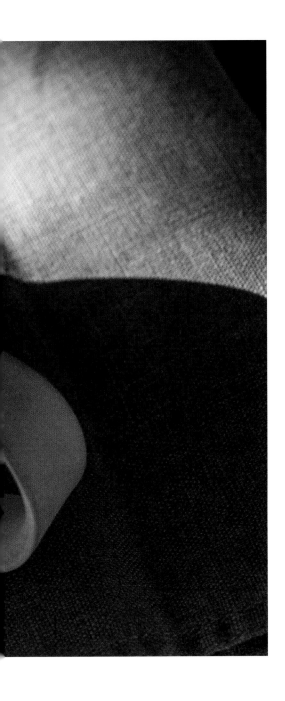

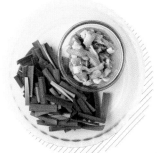

材料・2人分

豚もも薄切り肉…100g

にら…1/3わ（約40g）

片栗粉…小さじ2

水…2カップ

とりガラスープの素…小さじ1/2

オイスターソース…小さじ1

こしょう…少々

作り方

1. 豚肉は細切りにして片栗粉をまぶす。にらは4cm長さに切る。

2. 鍋に水、とりガラスープの素、オイスターソースを入れて中火にかけ、沸騰したら豚肉を入れる。

3. ひと煮立ちしたら、にらを加え、こしょうをふる。

おそうじポイント 細切りにした豚肉に片栗粉をまぶすことで、かたくなるのを防ぐと同時にスープにとろみが加わります。豚肉のビタミンB$_1$の吸収率を高めるアリシンを含むにらは、抗酸化や貧血予防の働きも期待できる食材です。

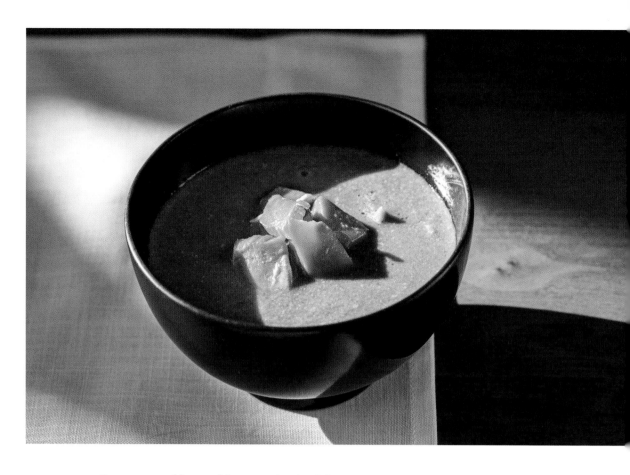

ほうれん草と梅のすり流し

鮮やかなグリーンが目にも美しい

1人分 125kcal／塩分 1.6g

材料・2人分

ほうれん草…1/2わ（約100g）

梅干し…大1個

生鮭…1切れ（約80g）

蒸し大豆…1/2缶（約50g）

だし汁…2カップ

作り方

1. ほうれん草はさっとゆでて水けを絞り、ざく切りにする。梅干しは種を取り除く。鮭は焼いて皮と骨を取り除き、ほぐす。

2. ミキサーにほうれん草、梅肉、蒸し大豆、だし汁を入れてなめらかになるまでかくはんする。

3. 鍋に入れ、中火で温めて器に盛り、鮭をのせる。

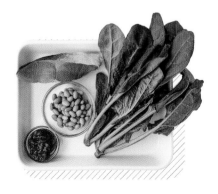

おそうじポイント　鮭のビタミンB₁とほうれん草の鉄とビタミンC、梅干しのクエン酸で疲労回復効果抜群。大豆に含まれる大豆ペプチドにも疲労回復効果があり、お役立ちの和風ポタージュです。

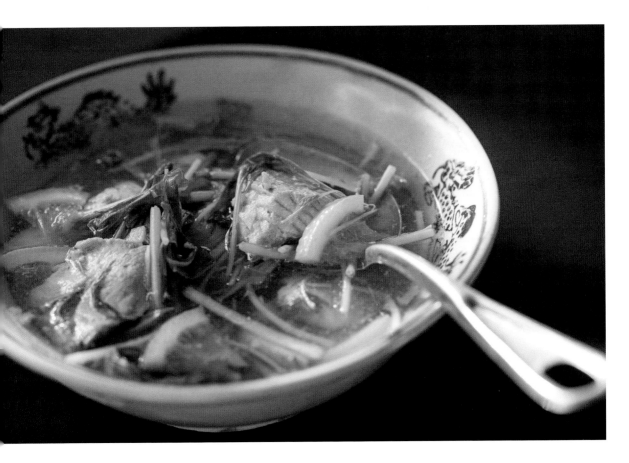

鮭とレモンのエスニックスープ

レモンとナンプラーで本格的な味わい
1人分 132kcal／塩分 1.6g

材料・2人分

水菜…2株（約50g）

レモン（ワックス不使用のもの）
　…1/4個

にんにく…1/2片

生鮭…2切れ（約160g）

ごま油…小さじ1

水…2カップ

ナンプラー
　…小さじ2

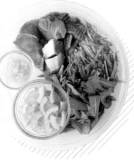

作り方

1. 水菜は4cm長さに切る。レモンは薄いいちょう切り、にんにくはみじん切りにする。鮭は皮と骨を取り除いて一口大のそぎ切りにする。

2. 鍋にごま油、にんにくを中火で熱し、香りが立ったら鮭を入れて炒める。

3. 水、ナンプラー、レモンを加えて煮る。ひと煮立ちしたら水菜を加え、温める。

おそうじポイント　鮭のビタミンB_1ににんにくのアリシンが加わって、エネルギーの代謝アップ効果が期待できるエスニックスープ。水菜に含まれる鉄の吸収率を、レモンのビタミンCが高めてくれます。

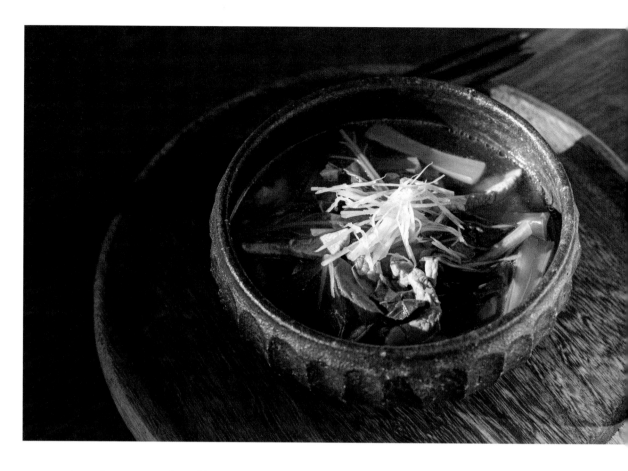

豚肉と小松菜のジンジャースープ

ヘルシーなヒレ肉を、からだを温めるしょうがとともに

1人分 85kcal／塩分 0.4g

材料・2人分

小松菜…100g

しょうが…1かけ

豚ヒレ肉…100g

オリーブ油…小さじ1

水…2カップ

洋風スープの素（顆粒）…小さじ1/2

こしょう…少々

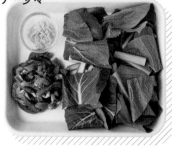

作り方

1. 小松菜は4cm長さに切る。しょうが少量を仕上げ用に細く切り、針しょうがを作る。残りはみじん切りにする。豚肉は細切りにする。

2. 鍋にオリーブ油を中火で熱し、豚肉、小松菜、みじん切りのしょうがをさっと炒める。

3. 水、洋風スープの素を加え、ひと煮立ちしたら、こしょうをふる。器に盛り、針しょうがをのせる。

おそうじポイント　脂身の少ない豚ヒレ肉は、ビタミンB₁がほかの部位に比べて豊富。鉄を多く含む小松菜にからだを温めるしょうがを加えれば、元気の出るぽかぽかスープに。

鮭と小松菜の豆乳みそスープ

鮭のうまみと豆乳の風味がよく合う

1人分 223kcal／塩分 1.9g

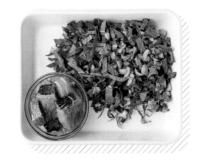

材料・2人分

小松菜…3株（約100g）　　水…1/2カップ

生鮭…2切れ　　　　　　　みそ…大さじ1と1/2

豆乳（成分無調整）
　…1と1/2カップ

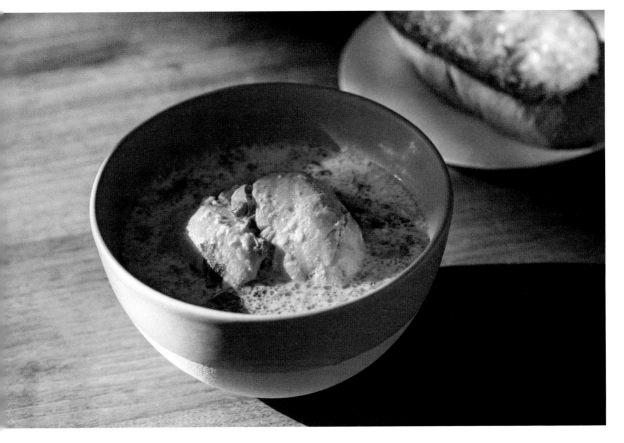

作り方

1. 小松菜は粗く刻む。鮭は4等分に切る。

2. 鍋に豆乳、水を中火で沸騰しないように温め、1を加える。

3. 弱火にして3分煮て、みそを溶く。

おそうじポイント　ビタミン B_1 食材の鮭は焼かないで煮るため、手間がかからずかたくなるのも防げます。鉄を含む小松菜をたっぷり加えて。大豆から作られるものどうしの豆乳とみそは、相性が抜群。

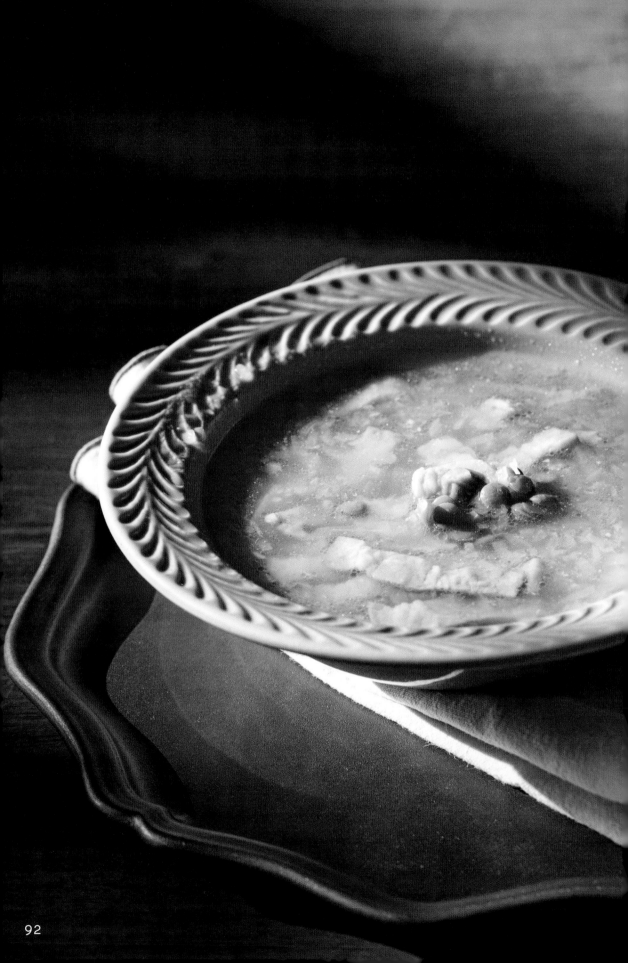

レンズ豆とベーコンの玉ねぎスープ

たんぱく質をはじめ、栄養たっぷりのレンズ豆を主役にした、ごちそうスープ。
豆とベーコンのうまみ、玉ねぎの甘みで味わいも豊か

1人分 122kcal／塩分 0.6g

材料・2人分

ベーコン…2枚

にんにく…1片

玉ねぎ…1/4個

レンズ豆…20g

ローリエ…1枚

オリーブ油…小さじ1

水…2カップ

洋風スープの素（顆粒）…小さじ1/2

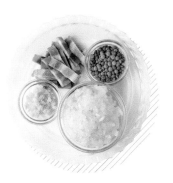

作り方

1. ベーコンは5mm幅に切り、にんにく、玉ねぎはみじん切りにする。
   レンズ豆はさっと洗っておく。

2. 鍋にオリーブ油を弱火で熱し、にんにく、玉ねぎを炒める。しんな
   りしたらベーコン、レンズ豆を加えてさっと炒める。

3. 水、洋風スープの素、ローリエを加えて強火にする。煮立ったら弱
   火にし、ふたをして10分煮る。

おそうじポイント　ビタミンB群をはじめ、鉄、食物繊維、カ
リウムも豊富なレンズ豆は、優秀なおそうじ食材。水もどし不
要なので、使いやすいのもうれしい。にんにく、玉ねぎのアリ
シンでベーコンのビタミンB₁の吸収率を高めます。

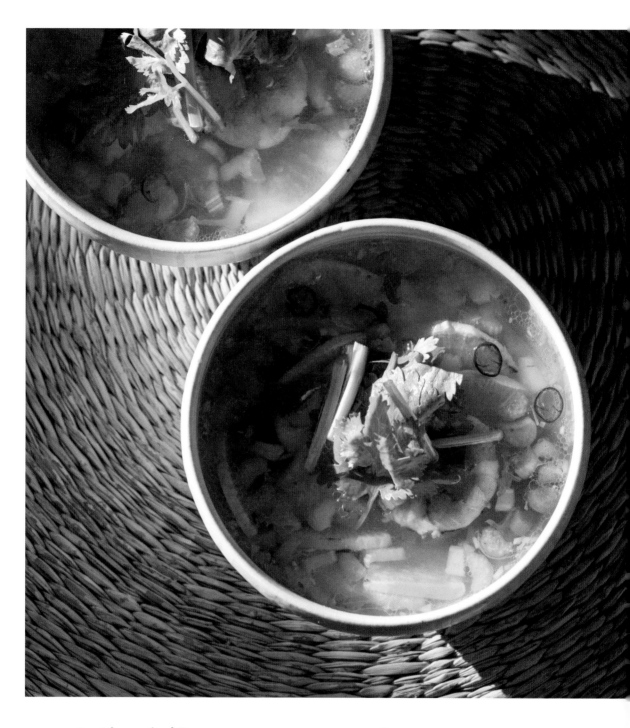

えびと大根のパクチースープ

疲労回復効果のあるえびを使ったエスニックスープ。
とうがらしがからだをぽかぽかと温めてくれます。さっと炒めた大根の甘みもおいしい

1人分 67kcal／塩分 0.4g

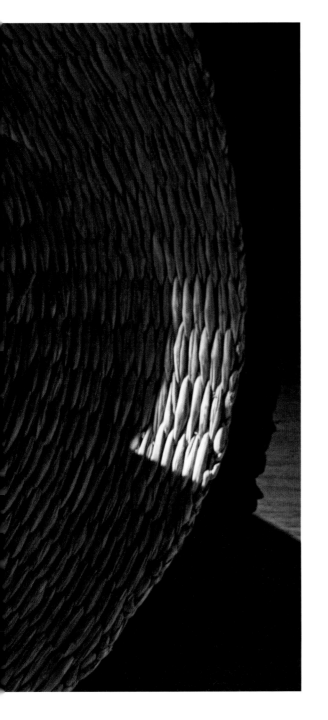

材料・2人分

大根…150g

大根の葉…50g

パクチー…1株

にんにく…1片

むきえび
　…4尾（約50g）

オリーブ油…小さじ1

赤とうがらしの小口切り…1本分

水…2カップ

砂糖…小さじ1

とりガラスープの素…小さじ1/2

作り方

1. 大根は薄いいちょう切りにして葉の部分は小口切りにする。パクチーはざく切り、にんにくはみじん切りにする。えびは背わたを取る。

2. 鍋にオリーブ油を中火で熱し、にんにく、赤とうがらしを炒め、にんにくの香りが立ったら大根を炒める。大根に焼き色がついてきたらえびを加えて炒め、水、大根の葉、砂糖、とりガラスープの素を加えて強火にする。

3. 沸騰したら弱火にし、2分煮る。器に盛り、パクチーをのせる。

おそうじポイント　えびは疲労回復効果のあるタウリンが豊富。高たんぱくで低カロリーなのでダイエット中のたんぱく質食材としてもおすすめです。大根の葉はビタミンCやβ-カロテン、鉄、カルシウムなども豊富なので、捨てずに使いましょう。赤とうがらしのからだ温め効果で代謝もアップ。

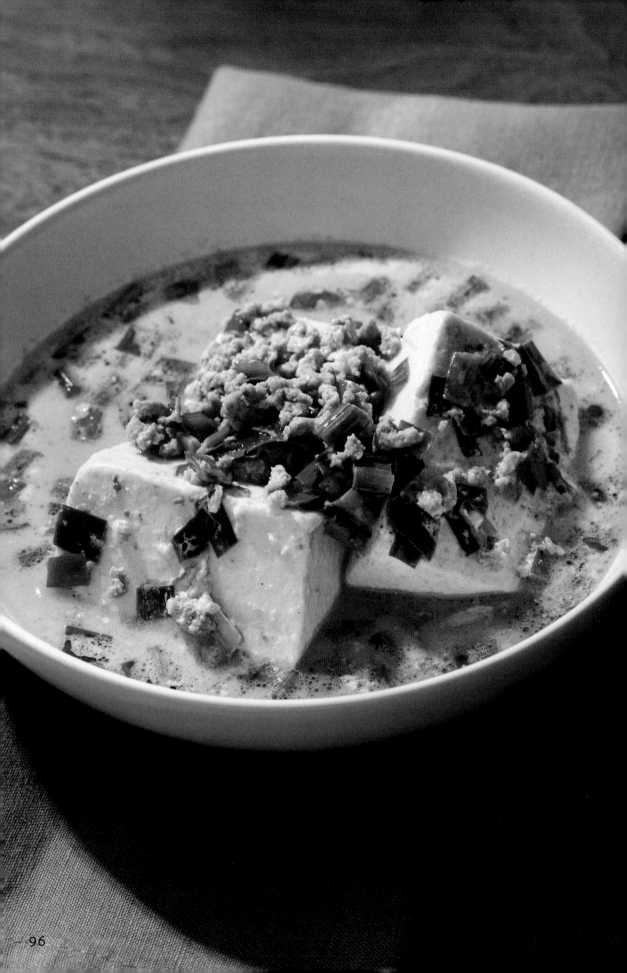

豚ひき肉とにらの担担（タンタン）スープ

にんにくとにらの風味、牛乳とすりごまのコクで、
おなかも満足の本格中華風スープです
1人分 338kcal／塩分 1.2g

材料・2人分

にら…**4本**（約**20g**）

絹ごし豆腐…**大1丁**（約**350g**）

豚ひき肉…**100g**

おろしにんにく…**1片分**

白すりごま…**大さじ1**

牛乳…**1と1/2カップ**

ごま油…**小さじ1**

豆板醤…**小さじ1**

とりガラスープの素…**小さじ1/2**

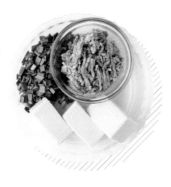

作り方

1. にらは**1cm**幅に切る。豆腐は**5cm**角に切る。

2. 鍋にごま油を中火で熱し、豆板醤、豚ひき肉、にんにくを炒める。

3. 肉の色が変わったら、牛乳、すりごま、とりガラスープの素、豆腐を加え、ひと煮立ちさせる。最後ににらを加えて混ぜる。

おそうじポイント　ビタミンB₁食材の豚ひき肉ににんにく、にらを加えて吸収力をアップ。豆板醤の辛みがからだを温め、代謝アップ効果も期待できるスープです。鉄やカルシウム豊富なすりごまもお疲れのときにおすすめです。

ウインナーと枝豆のトマトスープ

コロコロとした見た目もかわいい一杯

1人分 249kcal／塩分 1.6g

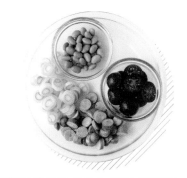

材料・2人分

ミニトマト…6個　　　　　ウインナーソーセージ…6本

冷凍枝豆…正味50g　　　　だし汁…2カップ

長ねぎ…1/2本（約50g）　　しょうゆ…小さじ1/2

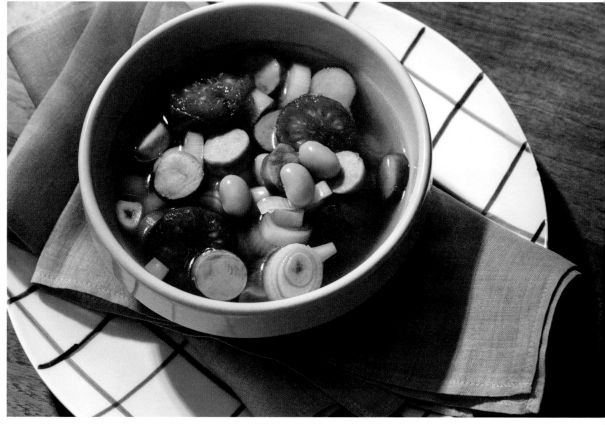

作り方

1. ミニトマトは横半分に切る。長ねぎ、ウインナーは1cm幅の小口切りにする。

2. 鍋にすべての材料を入れて強火にかけて沸騰させる。

3. 弱火にしてふたをし、3分煮る。

おそうじポイント　疲労回復効果のあるリコピンはミニトマトにもギュッと詰まっています。ウインナーとともに枝豆もビタミンB₁食材なので、長ねぎのアリシンと合わせて吸収率をアップ。

とりそぼろとほうれん草のスープ

もう1品欲しいときにも◎の疲労回復スープ

1人分 119kcal／塩分 1.7g

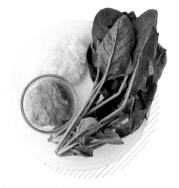

材料・2人分

とりむねひき肉…100g　　ごま油…小さじ1

ほうれん草…50g　　だし汁…2カップ

玉ねぎ…1/4個　　塩…小さじ1/2

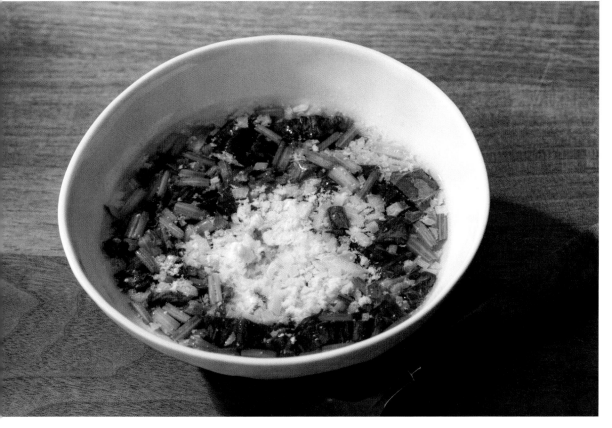

作り方

1. 玉ねぎはみじん切りにする。ほうれん草はさっとゆでて水けを絞り、1cm長さに切る。

2. 鍋にごま油を中火で熱し、とりひき肉、玉ねぎを炒める。

3. 玉ねぎがしんなりしたら、だし汁を加え、ひと煮立ちしたらほうれん草と塩を加えて温める。

おそうじポイント　とりひき肉はむねの部位を選べば、イミダゾールジペプチドの疲労回復効果が期待でき
ます。ほうれん草を加えれば、鉄とビタミンCもとれるお役立ちの和風スープに。

豚肉とキャベツのチーズスープ

豚もも肉を使ったボリューム満点の主菜スープ。
たっぷりのキャベツの甘みに、とろーりチーズもごちそうです

1人分 150kcal／塩分 0.6g

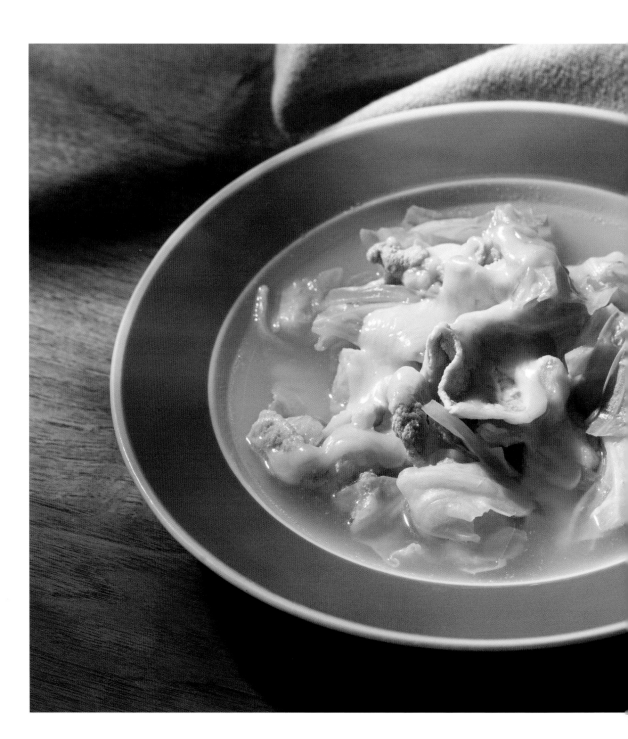

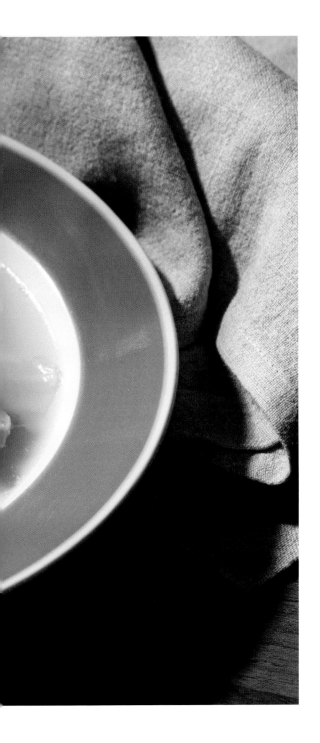

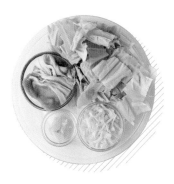

材料・2人分

豚もも薄切り肉…100g

キャベツ…2枚（約100g）

にんにく…1片

ピザ用チーズ…30g

水…2カップ

洋風スープの素（顆粒）…小さじ1/2

作り方

1. キャベツはざく切りにする。にんにくは薄切りにする。豚肉は長さを半分に切る。

2. 鍋にチーズ以外の材料を入れてふたをし、強火にかける。

3. 煮立ったら中火にし、5分加熱して、チーズを入れる。

おそうじポイント 脂質が少ない豚もも肉は、ダイエット中にもおすすめの食材。さらにチーズには脂質をエネルギーに変えるビタミンB$_2$も含まれています。キャベツのビタミンUで胃腸を健やかに保つ効果も期待できます。ただし熱に弱いので、加熱は短めがおすすめです。

MUSHIDORI SOUP

疲労回復効果バッチリ

だるさ対策 蒸しどりスープ

蒸しどり

とりむね肉を使った蒸しどりは、まとめて作っておけば
だるさを感じたときにさっとスープにできるので便利。
ゆで汁もとっておけばだし代わりになります。

材料・作りやすい量

とりむね肉…小2枚（約400g）

長ねぎ（青い部分）…1本分

しょうがの皮…2かけ分

水…適量
　（とりむね肉がしっかりつかるぐらい）

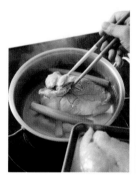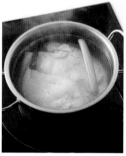

作り方

1. 鍋に水、長ねぎ、しょうが
   を入れて強火にかける。沸
   騰したらとり肉を入れて
   再び沸騰させる。

2. 弱火にし、2分ゆでてから
   火を止めてふたをする。
   40分ほど余熱で蒸す。

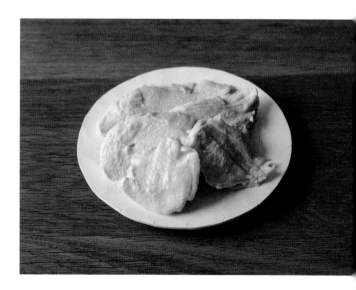

保存期間

蒸しどりはゆで汁につけて冷
蔵室で約4日保存できます

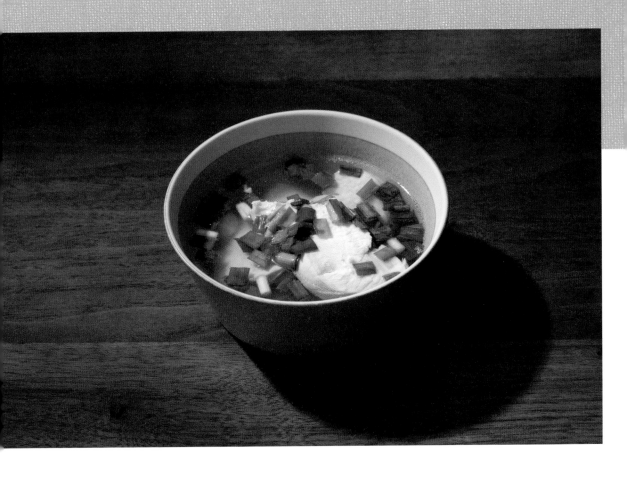

蒸しどりと刻みにらの中華風スープ

にらを加えてパンチのある味に

1人分 158kcal／塩分 1.0g

材料・1人分

蒸しどり（P.102参照）…80g

にら…2本

蒸しどりのゆで汁…1カップ

ごま油…小さじ1/2

とりガラスープの素…小さじ1/2

作り方

1. にらは1cm幅に切る。蒸しどりは薄いそぎ切りにする。

2. 鍋に蒸しどりのゆで汁を温め、にら、ごま油、とりガラ
   スープの素、蒸しどりを入れて温める。

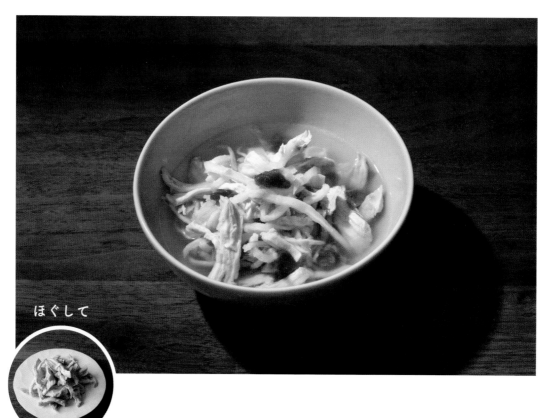

ほぐして

蒸しどりと切り干し大根の梅スープ

切り干し大根のやさしい甘みと蒸しどりでほっとする味わいに
1人分 169kcal／塩分 2.0g

材料·1人分

蒸しどり（P.102参照）…80g

切り干し大根…10g

梅干し…1個

蒸しどりのゆで汁…1カップ

作り方

1. 切り干し大根は水でもどして、水けをしっかり絞る。梅干しは種を取り除き、粗くちぎる。蒸しどりはほぐす。

2. 鍋に蒸しどりのゆで汁を入れて中火にかける。煮立ったら、1を入れて温める。

Quick and

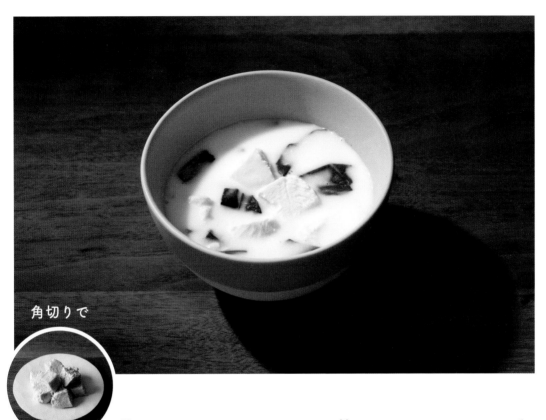

角切りで

蒸しどりとほうれん草のミルクスープ

水溶き片栗粉でとろみをつけて、チキンのクリームシチュー風に

1人分 262kcal／塩分 1.8g

材料・1人分

蒸しどり（P.102参照）…80g

ほうれん草…20g

牛乳…1カップ

片栗粉…小さじ1

水…小さじ1

塩…小さじ1/4

作り方

1. ほうれん草はさっとゆでて水けを絞り、2cm幅に切る。蒸しどりは1.5cm角に切る。片栗粉に水を加え、水溶き片栗粉を作る。

2. 鍋に牛乳を入れて中火にかけ、煮立つ直前に、ほうれん草、蒸しどり、塩を加える。再び煮立つ直前に水溶き片栗粉を加えてよく混ぜる。

Easy Soup

スープ生活を続けるための
Q & A

おそうじスープ生活を実践するにあたって、気になることにお答えします。
無理なく、ラクに続けられるように参考にしてみてください。

スープ＋主食を用意する時間や
元気がないときはどうすればいい？

A さっと調理できるものを
常備しておくと◎

オートミールや早ゆでのパスタ、そうめん、はるさめなど、スープ
に直接入れて素早く調理できるものがあると簡単。食物繊維の多
いもち麦をゆでて冷凍しておくのもおすすめです。また食欲がな
いときは、卵や豆腐など、消化のよいたんぱく質を具にしましょう。

スープは冷凍保存しても OK？

A 冷凍よりも冷蔵保存で

冷凍保存もできますが、具沢山のスープは解凍に時間がかかり
ます。1回で食べ切れる分か、冷蔵保存で食べ切れる量を作るの
がいいでしょう。

スープ作りをラクにする技を教えて

ちょっとの下準備で、
ぐっとラクになります

P.45で紹介している「冷凍きのこミックス」もおすすめですが、もっと簡単なのは、きのこ類をほぐして冷凍しておけば、そのままスープに使えるので便利。また、野菜は切って冷凍しておけば、煮るだけになるので調理のハードルが下がります。

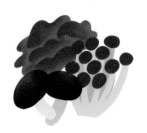

食物繊維は
こんにゃくやしらたきでも摂れる？

スープなら野菜のほうがおすすめ

食物繊維が豊富なイメージのこんにゃく・しらたきですが、スープに使うのは少量。同じ分量なら、野菜のほうがビタミン、ミネラルもとれるのでおすすめです。

心が不調なときに
おすすめの食材は？

好きなものを食べればよし！

ストレスを緩和するには、「幸せホルモン」と呼ばれるセロトニンを増やす成分・トリプトファンを含むもの（牛乳、豆乳、バナナ、赤身の魚など）がいいといわれます。でも、本当に弱っているときは、好きなものを食べて幸せな気分になるのが効果的ですよ。

スープがあれば、きっと大丈夫

いまの世の中には、さまざまなダイエット法、健康のための食事法がありますが、健やかで、よけいなものをためないからだをキープするには、「3食食べて、基礎代謝をしっかりと上げること」が、シンプルではありますが、大事なのです。

たんぱく質・糖質・脂質という栄養素に加えて、ビタミン、ミネラル、食物繊維をまんべんなくとることが大切ですが、そのために、たくさんのおかずを毎日の食卓に並べる必要はありません。
どの食材にどんな栄養素が含まれていて、からだを元気にしてくれるのか。
そのことを知ってさえいれば、たった1杯のスープでも、しっかりと必要な栄養をとることができるはず。

からだに必要なものは、そのときのからだの状態で変わります。「ちょっとからだが重くなってきたな」とか、「むくみやすくなってきたな」、「だるさが取れないな」と感じたときは、からだが必要な栄養を求めて、サインを送っているのかもしれません。

まずは、自分のからだの声に耳を傾けてください。そして、よけいなものがたまらないからだを作る「おそうじスープ」生活を、ぜひ続けてみてください。
きっと、もっと自分のからだと仲よくなれるはずですから。

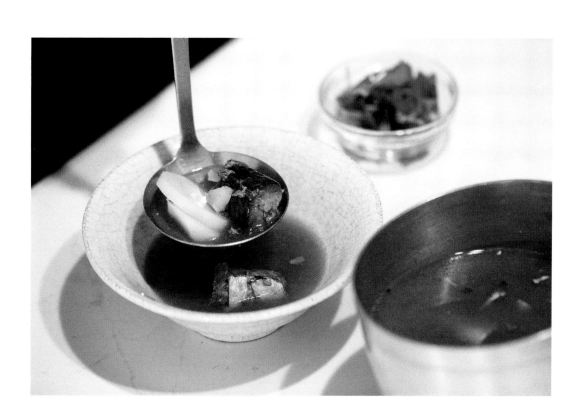

牧野直子

管理栄養士であり、料理研究家、ダイエットコーディネイター。有限会社スタジオ食代表。「より健康になるための食生活や栄養の情報提供」「家族みんなが楽しめる、体にやさしい、簡単でおいしいレシピの提案」をモットーに、雑誌、テレビなどのメディア出演、料理教室や食品メーカーの商品開発など幅広く活動中。20代の頃から30年以上変わらぬ体重をキープしている。

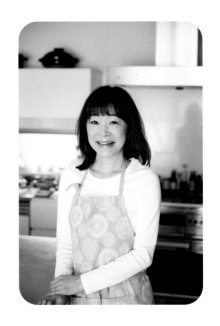

――

調理・スタイリング／あまこようこ

撮影／よねくらりょう

デザイン／仲島綾乃

イラスト／山川はるか

校正／新居智子、根津桂子、秋 恵子

編集協力／田尻彩子（モッシュブックス）

かん り えい よう し かん が
管理栄養士が考えた
からだおそうじスープ

2023年3月27日 初版発行

著者	まき の なお こ 牧野直子
発行者	山下直久
発行	株式会社KADOKAWA 〒102-8177 東京都千代田区富士見2-13-3 電話 0570-002-301（ナビダイヤル）
印刷・製本	凸版印刷株式会社

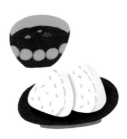

［お問い合わせ］
https://www.kadokawa.co.jp/
（「お問い合わせ」へお進みください）
＊内容によっては、お答えできない場合があります。
＊サポートは日本国内のみとさせていただきます。
＊Japanese text only

定価はカバーに表示してあります。

©Naoko Makino 2023　Printed in Japan
ISBN　978-4-04-897553-7　C0077